Zu Hause pflegen

Ratgeber zur Reihe Fortschritte der Psychotherapie
Band 62

Zu Hause pflegen

Prof. Dr. Gabriele Wilz, Dr. Klaus Pfeiffer

Gabriele Wilz
Klaus Pfeiffer

Zu Hause pflegen

Psychologische Unterstützung
und Entlastung für pflegende Angehörige

hogrefe

Prof. Dr. Gabriele Wilz, geb. 1966. Seit 2009 Professorin für Klinisch-Psychologische Intervention an der Friedrich-Schiller-Universität Jena und dort auch Leitung der Hochschulambulanz und des Weiterbildungsprogramms Psychologische Psychotherapie.

Dr. Klaus Pfeiffer, geb. 1966. Seit 1999 wissenschaftlicher Mitarbeiter in der Abteilung für Geriatrie am Robert Bosch Krankenhaus Stuttgart (RBK). Seit 2006 Leitung von Forschungsprojekten und Lehrbeauftragter an verschiedenen Universitäten und Hochschulen.

Bibliografische Information der Deutschen Nationalbibliothek
Die Deutsche Nationalbibliothek verzeichnet diese Publikation in der Deutschen Nationalbibliografie; detaillierte bibliografische Daten sind im Internet über http://dnb.dnb.de abrufbar.

Hogrefe Verlag GmbH & Co. KG
Merkelstraße 3
37085 Göttingen
Deutschland
Tel. +49 551 999 50 0
info@hogrefe.de
www.hogrefe.de

Umschlagabbildung: © iStock / PIKSEL
Satz: Franziska Stolz, Hogrefe Verlag GmbH & Co. KG, Göttingen
Druck: mediaprint solutions GmbH, Paderborn
Printed in Germany

1. Auflage 2026

(E-Book-ISBN [PDF] 978-3-8409-3086-7; E-Book-ISBN [EPUB] 978-3-8444-3086-8)
ISBN 978-3-8017-3086-4
https://doi.org/10.1026/03086-000

Inhalt

Vorwort

Was pflegende Angehörige in der häuslichen Versorgung von derzeit über fünf Millionen pflegebedürftigen Menschen in Deutschland täglich leisten, verdient unsere höchste Anerkennung und Unterstützung. Mit diesem Ratgeber wollen wir hierfür einen kleinen Beitrag leisten.

Uns ist bewusst, dass die Pflege einer nahestehenden Person eine äußerst vielschichtige Aufgabe mit vielen individuellen Facetten ist. Trotz dieser Unterschiede hat unsere langjährige Arbeit in diesem Feld gezeigt, dass es eine Reihe von Herausforderungen und psychischen Belastungen gibt, die viele pflegende Angehörige teilen. Anhand von Beispielen aus unserer Arbeit mit pflegenden Angehörigen wollen wir Sie dazu anregen, pflegebedingte Herausforderungen aus unterschiedlichen Blickwinkeln zu betrachten. Hierzu gehört auch ein Blick auf die bereichernden Aspekte der Pflege, deren Wahrnehmung im anstrengenden Alltag leicht untergehen kann. Wir wollen Sie mit dem Ratgeber ermutigen, neue Herangehensweisen zur Bewältigung von Schwierigkeiten auszuprobieren, Ihre eigenen Ressourcen und Kräfte zu stärken sowie die eigenen Grenzen wahrzunehmen und anzuerkennen.

Im Buch greifen wir Pflegesituationen auf, in denen ältere Menschen (z. B. mit Demenz, Morbus Parkinson, nach Schlaganfall) gepflegt oder betreut werden. Leser, die Kinder, Jugendliche oder jüngere Erwachsene pflegen, mögen uns diesen Fokus nachsehen. Wenn wir einfachheitshalber von pflegenden Angehörigen sprechen, meinen wir alle Personen, die sich in der Pflege und Betreuung engagieren, ganz gleich, ob sie nun mit der pflegebedürftigen Person verwandt sind oder nicht. Aus Gründen der besseren Lesbarkeit wird auf die gleichzeitige Verwendung männlicher, weiblicher und diverser Personenbezeichnungen verzichtet. Alle männlichen Personenbezeichnungen im Text beziehen sich gleichermaßen auf alle Geschlechter.

Neben anderen Informationsquellen zum Thema Pflege werden Sie in diesem Ratgeber immer wieder Verweise auf den Familiencoach Pflege finden. Dieses kostenlose und frei zugängliche Online-Angebot des AOK-Bundesverbandes wurde von uns, zusammen mit Frau Prof. Dr. Susanne Zank, entwickelt und bietet ergänzende Informationen zu diesem Ratgeber (z. B. Filme, Interviews, konkrete Übungen oder Anleitungen).

Wir hoffen, dass Sie dem Ratgeber ein paar hilfreiche Anregungen für sich, Ihren Alltag und die Pflege Ihres Angehörigen entnehmen können, und wünschen Ihnen alles Gute bei der Bewältigung dieser Aufgabe.

Jena und Stuttgart,
Oktober 2025

Gabriele Wilz und
Klaus Pfeiffer

1 Pflege betrifft uns alle

Die Pflege eines Familienangehörigen ist eine Aufgabe, mit welcher sich praktisch jeder von uns im Lauf seines Lebens auseinandersetzen muss. Rosalynn Carter, die frühere First Lady der USA, brachte dies mit folgender Aussage trefflich zum Ausdruck (Rosalynn Carter Institute for Caregivers[1]):

> „Es gibt nur vier Arten von Menschen auf der Welt – diejenigen, die pflegende Angehörige waren, diejenigen, die gerade pflegende Angehörige sind, diejenigen, die zukünftige pflegende Angehörige sein werden, und diejenigen, die aktuell die Pflege durch pflegende Angehörige benötigen."

Mit diesem Ratgeber sollen die drei von Carter genannten unterschiedlichen Gruppen von Angehörigen angesprochen werden:

- Diejenigen, die neu oder auch schon seit längerer Zeit pflegen, finden Anregungen für den Umgang mit belastenden Gefühlen und herausfordernden Situationen im Alltag.
- Angehörige, die sich mit zukünftigen Pflegeaufgaben konfrontiert sehen, können sich mithilfe des Ratgebers bereits vorab und vorbereitend mit dem Thema und möglichen Auswirkungen auf das eigene Leben auseinandersetzen.
- Für diejenigen, die bereits einen Angehörigen gepflegt haben, kann der Ratgeber helfen, zurückliegende Pflegeerfahrungen zu reflektieren und möglicherweise neu zu bewerten (z. B. bei Trauer oder anhaltenden Schuldgefühlen gegenüber der gepflegten Person).

Die Übernahme der Pflegeverantwortung bedeutet für die meisten Angehörigen eine gravierende Veränderung ihres bisherigen Lebensalltags, mit der zahlreiche organisatorische, zeitliche, finanzielle, körperliche und psychische Herausforderungen einhergehen. Dabei wird die Übernahme der Pflege von den Ehe- und Lebenspartnern überwiegend als Selbstverständlichkeit betrachtet, manchmal auch als alternativlose Notwendigkeit. Kinder und Schwiegerkinder übernehmen ebenfalls häufig die Unterstützung

1 www.rosalynncarter.org

für ihre pflegebedürftigen Eltern, oftmals neben eigener Berufstätigkeit und gleichzeitiger Fürsorge für die eigenen Kinder. Für die Betroffenen bedeutet dies nicht selten eine völlige Veränderung des Lebensalltags mit unerwarteten Herausforderungen und geringer Planbarkeit.

Die mit der Pflege einhergehenden Veränderungen können zu psychischen Belastungen führen, die das Wohlbefinden stark beeinträchtigen. Dieser psychologische Ratgeber möchte pflegende Angehörige vor allem dabei unterstützen, einen hilfreicheren Umgang mit belastenden Gefühlen und Gedanken aufgrund der Pflege zu finden. Es werden keine pflegepraktischen Anleitungen gegeben, sondern Wege aufgezeigt, wie beispielsweise Niedergeschlagenheit, Hoffnungslosigkeit oder Trauer verändert bzw. bewältigt werden können. Auch die Vermittlung von Strategien im Umgang mit Ärger und Wut gegenüber der gepflegten Person sowie mit Schlafproblemen aufgrund von Sorgen und Ängsten wird angesprochen. Zudem zeigt der Ratgeber Wege auf, im Alltag trotz Verpflichtungen Kraft zu finden, eigene Bedürfnisse wieder stärker zu beachten und das Zusammenleben mit der pflegebedürftigen Person insgesamt entspannter zu gestalten.

Um Zuständen der Erschöpfung entgegenzuwirken und Entlastung im Alltag zu finden, verweist der Ratgeber an verschiedenen Stellen auf professionelle Hilfsangebote, u. a. auf Pflegeberatung, ambulante Pflegedienste oder Tagespflege. Wir möchten an dieser Stelle explizit darauf hinweisen, dass unsere bisherigen Erfahrungen in der psychologischen Unterstützung von pflegenden Angehörigen wie auch in den eigenen Familien gezeigt haben, dass die im Ratgeber genannten Hilfen zum Teil vor Ort nicht verfügbar sind (z. B. mobile medizinische und therapeutische Leistungen), oft nur schwer (kurzfristig) zu organisieren sind (z. B. Kurzzeitpflege) oder nicht den erwartbaren Standards entsprechen (z. B. Versorgung im Pflegeheim aufgrund von Fachkräftemangel). Ohnehin schon belastende Pflegeaufgaben werden durch solche Hürden und negative Erfahrungen mit dem Pflegesystem zusätzlich erschwert. Für diese Probleme und Defizite in der Versorgung kann der Ratgeber keine Lösungen anbieten. Die beschriebenen psychologischen Strategien können jedoch dabei helfen, auch in solchen Situationen belastende Emotionen „in den Griff zu bekommen", Belastungssituationen einzuordnen, zu verändern oder als nicht veränderbar anzunehmen.

Die Inhalte des Ratgebers können durch eine begleitende Nutzung des online und kostenfrei verfügbaren *AOK-Familiencoach Pflege* (https://pflege.aok.de/) systematisch ergänzt und vertieft werden. Diese speziell für pflegende Angehörige entwickelte Internetanwendung enthält zusätzliche interaktive Hilfen zum Umgang mit pflegebedingten psychischen Belastungen sowie Informationen zu unterschiedlichsten Themen der Pflege. Auf diese Möglichkeiten der Vertiefung (z.B. mithilfe von Hörübungen, Filmen oder Experteninterviews) wird in diesem Ratgeber mit entsprechenden Links verwiesen. Zusätzlich werden im Ratgeber auch Links genannt, die bei spezifischen Fragen wie der Suche nach der nächstgelegenen Beratungsstelle weiterhelfen.[2]

Die Kapitel des Ratgebers bauen nicht aufeinander auf und können je nach Interesse unabhängig voneinander gelesen werden. Die Beispiele aus dem Alltag von pflegenden Angehörigen stammen aus psychotherapeutischen Gesprächen, Beratungen und Interviews aus den Forschungsprojekten der Autoren. Die Angaben zu Hilfen und Leistungen in Kapitel 8 entsprechen dem Stand 2025.

2 Die Autoren können keine Garantie für die Verfügbarkeit der angegebenen Internetadressen geben. Gleiches gilt für die Vollständigkeit und Richtigkeit der Inhalte auf den verwiesenen Internetseiten.

2 Alltag gestalten

Anfangs werden Aufgaben zur Unterstützung, Begleitung und Betreuung eines Angehörigen häufig nur in überschaubarem Umfang übernommen und zunächst nicht als Pflege wahrgenommen. Die geleistete Hilfe erscheint selbstverständlich und lässt sich meist noch problemlos in den eigenen Alltag integrieren. Nimmt der Unterstützungsbedarf mit der Zeit jedoch zu, lassen sich die zusätzlichen Aufgaben irgendwann nicht mehr ohne Weiteres im bisherigen Tagesablauf unterbringen. Erst an diesem Punkt nehmen viele die übernommene Unterstützung als Pflege wahr. Dann stellt sich auch die Frage, ob Ansprüche auf Leistungen aus der Pflegeversicherung bestehen (vgl. Kasten).

Wer ist im Sinne des Gesetzes pflegebedürftig?

Pflegebedürftig sind Personen, die gesundheitlich bedingte Beeinträchtigungen der Selbstständigkeit aufweisen und deshalb auf Hilfe durch andere in ihrem Alltag angewiesen sind.

Für erstmalige oder angepasste Leistungen der Pflegeversicherung muss ein Antrag von der betroffenen oder einer von ihr bevollmächtigten Person bei der Pflegekasse (bzw. der Krankenkasse) gestellt werden. Eine entsprechende Begutachtung erfolgt dann durch den Medizinischen Dienst.

Erfolgt eine Einstufung in einen Pflegegrad, werden definierte Leistungen innerhalb eines festgelegten Rahmens durch die Pflegeversicherung übernommen. Kosten im Rahmen der Pflege, die die Erstattungshöhe der Pflegekasse überschreiten oder von dieser nicht bezahlt werden, müssen auch bei Pflegebedürftigkeit privat übernommen werden.

Genauere Informationen zu Beratungsmöglichkeiten zur Pflegeversicherung finden Sie in den Kapiteln 8.1.1 und 8.1.2. Weitere umfangreiche schriftliche Informationen finden Sie im „Ratgeber Pflege" oder im „Online-Ratgeber Pflege" des Bundesministeriums für Gesundheit (www.bundesgesundheitsministerium.de).

Während manche über die Zeit immer weitere Pflegeaufgaben übernehmen, finden sich andere von heute auf morgen in der Pflegeverantwortung wieder, wenn die ihnen nahestehende Person zum Beispiel einen Schlaganfall oder Unfall erlitten hat. Die nun zu pflegenden Angehörigen gewordenen müssen dann nicht nur die Unterstützung für die pflegebedürftige Person, sondern auch ihren eigenen Alltag sehr kurzfristig neu organisieren. Dies ist meist alles andere als einfach. Dieses Kapitel gibt Anregungen für die Gestaltung des neuen (gemeinsamen) Alltags, damit dieser für alle Beteiligten trotz Pflege bewältigbar und lebenswert bleibt.

2.1 Planung der Versorgung

Auch wenn in der Pflege eines Angehörigen oft viele zukünftige Aufgaben, Ereignisse und Entwicklungen nicht überschaubar sind, ist eine gut durchdachte Planung dennoch hilfreich. Dies gilt sowohl zu Beginn der Pflege als auch für die im Verlauf erforderlichen Anpassungen.

Treffen eine oder mehrere der folgenden Aussagen auf Sie zu, kann es sinnvoll sein, sich mit der aktuellen Pflegesituation und den übernommenen Aufgaben nochmals gezielt zu befassen:

- ☐ Der Gesundheitszustand (körperlich, kognitiv, psychisch) meines pflegebedürftigen Angehörigen hat sich in letzter Zeit merklich verschlechtert.
- ☐ Die derzeitige Versorgung (medizinisch, pflegerisch, betreuerisch) meines Angehörigen erscheint mir nicht ausreichend.
- ☐ Mein Angehöriger und ich sind öfter unterschiedlicher Meinung über Art, Aufteilung und Umfang der notwendigen Hilfen zu dessen Unterstützung und Versorgung.
- ☐ In meiner aktuellen Rolle als pflegender Angehöriger fühle ich mich insgesamt unzufrieden.
- ☐ Ich bin regelmäßig gestresst oder gereizt im Umgang mit meinem Angehörigen.
- ☐ Ich habe das Gefühl, dass ich die von mir übernommenen Pflege- und Betreuungsaufgaben in der Form nicht mehr lange durchhalten werde.

Eine gute Planung bzw. Neuplanung der Versorgung erfordert zunächst meist zusätzliche Energie und manchmal auch Geduld und Durchhaltevermögen, bis neue Lösungen gefunden werden, mit denen alle gut zurechtkommen können. Dennoch lohnt sich dieser Aufwand!

Für eine Bestandsaufnahme der aktuellen Versorgungssituation ist ein Wochenplan hilfreich. Dieser kann handschriftlich oder mit dem Computer erstellt werden. Digitale Pläne haben den Vorteil, dass diese leichter angepasst werden können. Ein mögliches Vorgehen ist im folgenden Kasten erklärt. Wochenpläne sind ebenfalls eine gute Vorbereitung für eine Beratung zur Pflege (vgl. Kapitel 8.1.1 bis 8.1.5). Bevor Sie einen solchen Plan erstellen, ist es hilfreich, zunächst bis Kapitel 2.3 zu lesen.

Erstellung eines Wochenplans

- *Spalte 1: Uhrzeit.*
- *Spalte 2: Alltagsaktivitäten.* Gehen Sie (sofern möglich) mit Ihrem Angehörigen zunächst einen Tag der Woche durch (24 Stunden). Am besten beginnen Sie morgens mit dem Aufstehen. Notieren Sie neben den Uhrzeiten (Spalte 1) die entsprechenden Aktivitäten wie Aufstehen, Gang auf die Toilette, Körperpflege, An- und Auskleiden, Zubereitung der Mahlzeiten, Einnahme der Mahlzeiten, Richten und Einnehmen von Medikamenten, Freizeitaktivitäten (z.B. Zeitunglesen, Musikhören, an die frische Luft gehen), Putzen, soziale Kontakte).
- *Spalte 3: Selbstständig.* Welche alltäglichen Aktivitäten kann mein Angehöriger selbstständig verrichten? Kreuzen Sie diese an.
- *Spalte 4: Unterstützung notwendig.* Bei welchen Aktivitäten benötigt mein Angehöriger Hilfe? Kreuzen Sie diese an.
- *Spalte 5: Planung der Unterstützung (Wer hilft?).* Wer leistet aktuell wann welche Hilfe? Falls die Pflege neu geplant oder angepasst wird: Welche Hilfe kann ich leisten? Wer kann bzw. könnte was übernehmen (z.B. Verwandte, Nachbarn, Pflegedienst)? Alle unklaren oder problematischen Punkte markieren (z.B. mit einem Fragezeichen).
- Gehen Sie beim Ausfüllen chronologisch vor, also von 0 Uhr bis 24 Uhr bzw. von Montag bis Sonntag. Sollten die Wochentage stark voneinander abweichen, ist es sinnvoll, einzelne Tagespläne oder getrennte Blätter für Wochentage bzw. Wochenenden aufzustellen.
- Welche Versorgungsaspekte sind problematisch? Haben Sie bereits eigene Ideen für Alternativen? Eine Übersicht zu Beratungsangeboten, die Ihnen bei der Planung helfen, finden Sie in Kapitel 8, weitere Informationen und Tipps für das Finden und Annehmen von Hilfen in Kapitel 5.7.

Das folgende Beispiel zeigt, wie ein solcher Plan für die Morgenstunden aussehen kann.

Beispiel: Herr M. – Morgendlicher Tagesablauf der pflegenden Tochter

Maria: „Mein Vater lebt allein und ist an einer Alzheimer-Demenz erkrankt. Ich wohne ganz in der Nähe und schaue jeden Tag kurz vor und nach meiner Arbeit bei ihm vorbei. Nach dem Tod meiner Mutter vor über einem Jahr habe ich ihm morgens immer ein Mittagessen zum Aufwärmen mitgebracht, nachmittags bin ich mit ihm einkaufen gegangen oder habe mich um die Wäsche und die Wohnung gekümmert. Mit dieser Unterstützung kam mein Vater fast ein Jahr lang gut in seiner Wohnung zurecht. Dann rief er mich jedoch immer häufiger bei der Arbeit an und fragte die gleichen Dinge, teilweise vergaß er auch, sein Mittagessen aufzuwärmen und zu essen. Schließlich traute er sich auch nicht mehr allein aus dem Haus. Ich war ziemlich verzweifelt, weil ich die erforderliche Betreuung neben meiner Arbeit einfach nicht leisten konnte. Auf Rat einer Freundin habe ich eine Beratung am Pflegestützpunkt vereinbart. Die Pflegeberaterin hat mit mir die Möglichkeit einer Tagespflege mit Fahrdienst besprochen. Wir sind dort auch die Kosten durchgegangen, also den Betrag, den die Pflegekasse übernimmt und den ungefähren Betrag, den mein Vater für die Betreuung selbst zahlen muss. Als ich meinem Vater versuchte, die Tagespflege schmackhaft zu machen, war er zuerst sehr ablehnend, auch wegen der Kosten. Nachdem wir die Räumlichkeiten und den schönen Garten angesehen hatten, ließ er sich überreden, es zumindest für eine Woche auszuprobieren. Um ihm die Umstellung zu erleichtern, habe ich ihn in den ersten Tagen nachmittags immer abgeholt und nach Hause begleitet. Mein Vater geht mittlerweile seit drei Monaten in die Tagespflege. Er mag zwar einige Gruppenteilnehmer nicht, ist aber vom Personal ganz begeistert. Ich bin froh, dass wir mit der Tagespflege zumindest für die nächste Zeit eine Lösung gefunden haben, mit der ich gut leben kann. Auch weiß ich, dass ich mich bei einer Verschlechterung der Erkrankung wieder an den Pflegestützpunkt wenden kann.“

Abbildung 1 zeigt, wie der morgendliche Tagesablauf der Tochter Maria aussieht.

Tag: Mo–So Uhrzeit	Alltagsaktivitäten	Selbst-ständig	Hilfe notwendig	Wer hilft?
7:00	Weckanruf beim Vater (von ihrer Wohnung aus)		X	Maria
	Gesicht waschen, rasieren, Gesicht eincremen, Haare kämmen	X		
7:15	Kleidungsstücke zurechtlegen, Medikamente richten, ggf. nochmals an Toilettengang und einzelne Schritte der Morgentoilette erinnern		X	Maria
7:30	Kalorienreiches Frühstück bereiten, da für ihn das Frühstück die wichtigste Mahlzeit ist		X	Maria
	Decken des Frühstückstisches (gemeinsam)	(X)	X	Maria
	Gemeinsam frühstücken	X		Maria
8:15	An die Einnahme der Medikamente und Zahnpflege erinnern, wettergerechte Straßenkleidung richten		X	Maria
	Zähne putzen	X		
8:30	Wecker erinnert an die baldige Abholung zur Tagespflege			
ca. 8:45	Abholung zur Tagespflege (9 bis 16:30 Uhr)		X	Fahrdienst

Abbildung 1: Auszug aus dem Tagesplan am Beispiel eines Vaters mit Demenz

2.2 Schöne (gemeinsame) Momente

Bei der (gemeinsamen) Alltagsplanung sollten neben den grundlegenden Versorgungsfragen (z.B. Morgentoilette, Ankleiden, Mahlzeiten) auch wohltuende Momente und Aktivitäten für die gepflegte Person im Tagesverlauf nicht vergessen werden. Diese tragen sehr zu deren Wohlbefinden und der Krankheitsbewältigung bei, was letztlich auch den pflegenden Personen zugutekommt. Wenn es die Zeit zulässt und gemeinsame Aktivitäten gefunden werden, die sowohl der pflegenden als auch gepflegten Person Freude bereiten, fällt die Unterstützung und Umsetzung natürlich umso leichter und stärkt die Beziehung zueinander (z.B. gemeinsam Frühstücken). Tragen sie diese Aktivitäten daher ebenfalls in den Wochenplan ein (vgl. Kapitel 2.1).

Fragen zu schönen Aktivitäten

- Was hat Ihr Angehöriger vor seiner Pflegebedürftigkeit immer gerne gemacht?
- Was haben Sie gerne zusammen gemacht?
- In welcher Form können diese (gemeinsamen) Interessen aktuell aufgegriffen werden?
- Wo lassen sich solche Aktivitäten in der Woche am besten einbauen?
- Wer außer Ihnen kann zum Gelingen solcher Aktivitäten beitragen? – Denken Sie hierbei an Angehörige, Freunde, Nachbarn oder gegebenenfalls auch an einen Besuchsdienst (vgl. Kapitel 8.2.3).
- Welche weiteren Faktoren können zum Gelingen solcher Aktivitäten beitragen (z. B. Hilfsmittel, Anpassungen des Wohnraums, Zeitpunkt)?

Schöne gemeinsame Momente können häufig auch auf Reisen erlebt werden. Pflegenden Angehörigen, aber auch Pflegebedürftigen hilft von Zeit zu Zeit ein Urlaub, um wieder Kraft zu tanken. Viele denken, dass Sie mit einem pflegebedürftigen Ehe- oder Lebenspartner keinen Urlaub mehr machen können, obwohl sie immer sehr gerne gemeinsam verreist sind. Mittlerweile gibt es zunehmend mehr barrierefreie Übernachtungsangebote, die zum Teil auch mit örtlichen Pflegediensten kooperieren. Einen Überblick finden Sie auf der Internetseite www.reisen-fuer-alle.de.

Beispiel: Schöne gemeinsame Momente und Erinnerungen an eine Reise

Frau R.: „Mein Mann hatte vor zwei Jahren einen Schlaganfall. Er sitzt seither im Rollstuhl und hat eine leichte Sprachstörung. Wir sind früher gerne gereist, leider sind wir nun nicht mehr mobil, da ich keinen Führerschein habe. Wir sitzen nun meist gemeinsam zu Hause in unserer Wohnung und haben kaum mehr Kontakt zu anderen Menschen. Vor einem halben Jahr habe ich eine psychologische Beratung zum Umgang mit der Pflegesituation in Anspruch genommen. Der Berater war die erste Person, die uns nach unseren Wünschen und Interessen gefragt hat. Ja, wir hatten wirklich noch einen großen Wunsch. Wir wollten nochmals in unsere alte Heimat nach Siebenbürgen. Der Berater ermutigte und unterstützte uns bei der Planung des Vorhabens. Am schwierigsten war das Einsteigen in und das Aussteigen aus dem Flugzeug. Ich hatte vorher zum Glück alles genau mit der Fluggesellschaft besprochen. Das Bordpersonal hat uns sehr gut unterstützt. In Rumänien haben uns dann Freunde direkt vom Flughafen abgeholt. Es war so schön, nochmals alle Bekannten zu besuchen. Mein Mann ist trotz aller Beschwernisse der Reise seither so viel zufriedener und wir reden viel von den Erlebnissen der Reise und unseren Erinnerungen an die alte Heimat."

Spezielle Informationen für Reisen mit Menschen mit Demenz sind auf der Internetseite der Deutschen Alzheimer Gesellschaft e.V. (www.deutsche-alzheimer.de) sowie bei den regionalen Alzheimergesellschaften der Bundesländer zu finden.

Familiencoach Pflege

Weitere Beispiele und Ideen zur Planung schöner Aktivitäten finden Sie im Familiencoach Pflege unter: https://pflege.aok.de/beziehungen-staerken/schoene-aktivitaeten/gemeinsame-aktivitaeten

2.3 Selbstständigkeit fördern und erhalten

Der Verlust der Selbstständigkeit im Alltag bedeutet für die Betroffenen nicht nur ein Leben in Abhängigkeit, sondern auch ein dauerhafter Abschied von vielen Aktivitäten, die dem Leben bislang Sinn bereitet oder einfach Freude gemacht haben. Diese fortschreitenden Verluste an Selbstständigkeit anzunehmen, ist für die Betroffenen in der Regel ein schmerzhafter Prozess. Wiederkehrende Erfahrungen von Unselbstständigkeit können sehr frustrierend sein und zu Gefühlen der Hilflosigkeit und Frustration führen. Diese sind oft der Beginn eines Teufelskreislaufes aus einem zunehmenden Rückzug von gewohnten Alltagsaktivitäten, der wiederum negative Auswirkungen auf die körperliche Gesundheit (z.B. Beweglichkeit, Gehfähigkeit) und auf die psychische Verfassung (z.B. Niedergeschlagenheit, Reizbarkeit) hat.

Für Pflegebedürftige ist es deshalb besonders wichtig, vorhandene Fähigkeiten bestmöglich zu nutzen, um am Leben weiterhin teilzunehmen. Wird dies von allen an der Pflege beteiligten Personen gefördert, stärkt dies in der Regel sowohl den Selbstwert als auch die Lebensqualität der Betroffenen.

Familiencoach Pflege

Filme und Informationen zur Unterstützung von Selbstständigkeit und Selbstwert finden Sie im Familiencoach Pflege unter: https://pflege.aok.de/beziehungen-staerken/selbststaendigkeit/film-selbststaendigkeit-als-grundbeduerfnis

Die Förderung der Selbstständigkeit ist für pflegende Angehörige in der Umsetzung im Alltag jedoch oft nicht so einfach, wie es von außen betrachtet manchmal wahrgenommen wird. Dies gilt zum Beispiel für Situationen, in denen die Zeit knapp ist, wenn die von der pflegebedürftigen Person selbst durchgeführten Tätigkeiten viel länger dauern als geplant oder nicht in der gewohnten Weise erfolgen. In solchen Momenten ist es für pflegende Angehörige oft naheliegend, die Dinge schnell selbst zu erledigen.

Beispiel: Förderung der Selbstständigkeit

Frau L.: „Es ist so erdrückend und schmerzlich, dass mein Mann jetzt so unselbstständig und auf mich fixiert ist und nichts mehr allein machen kann. Er ist antriebslos, steht oft lange auf einer Stelle und guckt. Ich möchte ihn einerseits fordern und beschäftigen, andererseits möchte ich ihm seine Ruhe lassen. Was ist richtig? Wie viel kann ich fordern, ohne zu überfordern? Ich versuche, meinen Mann mit Alltagstätigkeiten zu beschäftigen. Den Abwasch hat er sich seit seiner (Demenz-)Diagnose vor drei Jahren selbst als tägliche Aufgabe gesucht. Das macht er täglich sehr lange. Inzwischen lässt er einen Teil stehen, wäscht nicht ganz sauber ab und viele Dinge muss ich dann suchen. Aber es ist wichtig für ihn. Wenn ich nur nicht immer so schnell kritisieren würde! Zum Beispiel, wenn mich die dreckige Tasse im Schrank ekelt. Manchmal ärgere ich mich dann über mich selbst, da ich weiß, dass er dies nicht absichtlich macht. Dennoch fällt es mir in solchen Situationen oft schwer, verständnisvoll zu reagieren."

Neben Zeitgründen gibt es eine Reihe weiterer Gründe, bisher selbstständige Alltagsaktivitäten der pflegebedürftigen Person einzuschränken oder zu übernehmen. Hierzu zählen Sicherheitsbedenken, Überfürsorglichkeit oder die Angst vor einer Verschlechterung der Erkrankung. Vielen Angehörigen gehen bei der Pflege Fragen bzw. Gedanken wie diese durch den Kopf:

- Was ist, wenn er vergisst, den Herd auszuschalten?
- Wird sie wieder nach Hause finden, wenn sie die Wohnung allein verlässt?
- Kann sie die Post weiterhin aus dem Briefkasten holen oder ist das Risiko, erneut zu stürzen, zu hoch?
- Wo wird die zunehmende Unordnung in ihrer Wohnung noch hinführen?
- Was passiert, wenn er sich nicht an die empfohlene Diät hält?
- Ich bin mir nicht sicher, welche Dinge ich meinem Angehörigen im Alltag abnehmen sollte und was ich einfach laufen lassen kann.

Es ist normal, dass sich in der Pflege immer wieder solche oder ähnliche Fragen stellen, die oft nicht einfach zu beantworten sind, aber dennoch Entscheidungen erfordern. Wie bei anderen Entscheidungen ist auch hier ein Abwägen der Argumente wichtig und sinnvoll (vgl. Abbildung 2).

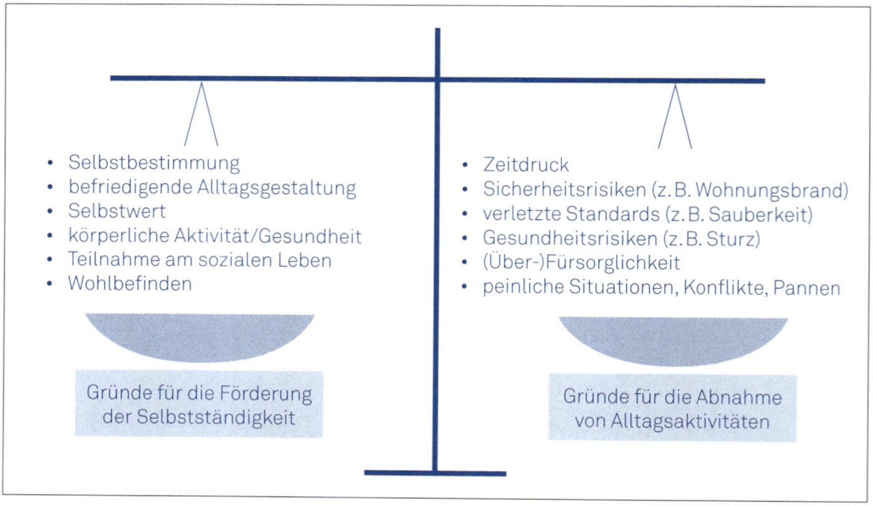

Abbildung 2: Gründe für die Förderung der Selbstständigkeit oder die Abnahme von Alltagsaktivitäten

Selbstständigkeit fördern: Fragen im Abwägungsprozess

- Welche Risiken sind verantwortbar? Welche nicht?
- Wo überwiegt der Gewinn an Lebensqualität die Risiken?
- Überfordere ich meinen Angehörigen mit meinen Ansprüchen an ihn?
- Behandle ich meinen Angehörigen wie ein rohes Ei? Nehme ich ihm zu viel ab?
- Wo übertrifft der Gewinn an Unabhängigkeit und Selbstständigkeit des Pflegebedürftigen ein gewisses Maß an Chaos und Unordnung?
- Welche Einschränkungen in Bezug auf Sauberkeit, Ordnung oder Kleidung kann ich tolerieren?
- Welches Maß an Unterstützung und gegebenenfalls Kontrolle ist in diesem Zusammenhang notwendig bzw. ausreichend?
- Wo sind meine Grenzen für die Pflege meines Angehörigen?

Für die Beantwortung dieser Fragen kann ein Austausch im Rahmen einer professionellen Beratung hilfreich sein (vgl. Kapitel 8.1.1 bis 8.1.5). In diesem Zusammenhang ist auch zu überlegen, inwieweit durch passende Hilfsmittel die Selbstständigkeit und Sicherheit des Pflegebedürftigen gefördert und gegebenenfalls Gefahren reduziert werden können. Neben klassischen Hilfsmitteln (z. B. Rollator, Sehhilfe) gibt es mittlerweile eine Reihe digitaler Hilfsmittel, die helfen, Risiken zu vermindern (z. B. Hausnotruf, automatische Herdabschaltung, Bewegungsmelder, die nachts bei Bewegung das Licht einschalten). Wohnraumanpassungen (z. B. Beseitigung von Stolperfallen, Rampe, Treppenlift) können ebenfalls die Selbstständigkeit des Pflegebedürftigen fördern und die Pflege erleichtern (hierzu gibt eine Wohnraumberatung Auskunft; vgl. auch Kapitel 8.1.5 und 8.2.8). Mit dem Hausarzt kann überlegt werden, ob mit rehabilitativen Maßnahmen (z. B. Training von Balance und Beinkraft) die Mobilität und Selbstständigkeit verbessert werden können.

Die Grenzen der Selbstständigkeit bei alleinlebenden Menschen mit Demenz ist von Angehörigen oft nicht leicht zu erkennen, wenn diese nur wenig persönlichen Kontakt mit der erkrankten Person haben oder diese ihre Schwierigkeiten im Alltag nicht anspricht, weil sie sich wegen ihrer Einschränkungen schämt, ihre Selbstständigkeit nicht aufgeben oder ihre Kinder nicht belasten möchte.

Beispiel: Grenzen der Selbstständigkeit sind nicht leicht zu erkennen

Herr G.: „Wir haben sie (Mutter mit Demenz) machen lassen, weil sie meinte, sie kann das noch, und dann ging es allein doch nicht mehr. Zunächst hat sie ihre Schwierigkeiten noch gut überspielen oder verheimlichen können. Auch wir wollten die Erkrankung und deren Folgen zuerst nicht wahrhaben. Doch dann war irgendwann Chaos und das nicht nur in der Wohnung. Sie hat keine Briefe mehr geöffnet und hohe Summen von der Bank abgehoben. Ob sie das Geld ausgegeben oder versteckt hat, ist bis heute unklar."

Wenngleich Krankheits- und Pflegeverläufe immer wieder unerwartet verlaufen, so können frühzeitige Vorkehrungen dabei helfen, solche schwierigen Pflegesituationen teilweise zu verhindern oder zumindest etwas handhabbarer zu machen. Für deren Planung sind in der Regel Informationen nicht nur zur Erkrankung und möglichen Hilfen, sondern auch zu rechtlichen Fragen (z. B. Leistungsansprüche, Vollmachten) wichtig (vgl. Kapitel 8). Zu den Vorkehrungen kann auch der Einbezug weiterer Personen (z. B. Nachbarn, Besuchsdienst) mit Kontakt zum pflegebedürftigen Angehörigen gehören. Diese können bei entsprechender Vorinformation Warnsignale schneller wahrnehmen, einordnen und rückmelden. Wie das Beispiel zeigt, sind bei nicht mehr voll geschäftsfähigen Angehörigen auch Regelungen und Absprachen mit der Bank sinnvoll.

2.4 Probleme wahrnehmen und besprechen

Innerhalb der Familie und mit anderen nahestehenden Menschen können Probleme und Konflikte entstehen. Diese gehören zum Leben und sind uns allen vertraut. Durch eine Pflegesituation kann es aufgrund der vielen belastenden Veränderungen jedoch zu neuen und intensiveren Konflikten mit dem Pflegebedürftigen und mit der gesamten Familie kommen. Auch dies ist normal, es fällt möglicherweise jedoch schwerer, damit umzugehen. So fällt es vielen Angehörigen schwer, vorhandene Unzufriedenheit und Kritik gegenüber dem Pflegebedürftigen zu äußern, da sie diesen schonen und nicht noch mehr belasten wollen. Langfristig kann dieses „Herunterschlucken“ von Ärger und Unzufriedenheit jedoch die eigene Reizbarkeit erhöhen und sich negativ auf die Gesundheit auswirken. Man reagiert vielleicht ungeduldiger, als man möchte, und die unterdrückten Gefühle können beispielsweise zu Grübeln und Schlafproblemen führen. Das Nicht-Ansprechen bewirkt zudem ein Ausgrenzen beziehungsweise Nicht-Miteinbeziehen des Pflegebedürftigen in das eigene emotionale Erleben. Die gemeinsame Beziehung wird dadurch distanzierter und die pflegebedürftige Person fühlt sich nicht mehr als gleichwertiger Beziehungspartner. Nur wenn es für den Betroffenen (z. B. aufgrund einer Demenzerkrankung) nicht mehr möglich ist, sich in die Bedürfnisse des Partners einzufühlen und Konflikte zu verstehen, ist es sinnvoll, diese nicht mehr dem Pflegebedürftigen gegenüber anzusprechen, sondern mit einer anderen vertrauten Person zu besprechen.

Familiencoach Pflege

Hilfreiche Ideen und Anleitungen zur Bewältigung von Konflikten finden Sie im Familiencoach Pflege unter: https://pflege.aok.de/beziehungen-staerken/beziehung-zum-pflegebeduerftigen/probleme-ansprechen

In der Familie können vor allem unausgesprochene oder unterschiedliche Erwartungen aneinander Streit auslösen. Das Ansprechen dieser Konfliktthemen wird jedoch häufig vermieden, meist weil dies als zusätzliche Anstrengung erlebt wird, die neben der Pflegeanforderung noch hinzukommt. Langfristig können sich diese Konflikte jedoch aufstauen, verschlimmern und in diesem Fall noch mehr Kraft kosten. Daher ist es hilfreich, konstruktive Wege zu finden, diese Themen und Erwartungen aneinander gemeinsam zu besprechen. Hierfür kann zur Unterstützung bei Bedarf auch eine Familienberatung in Anspruch genommen werden.

Familiencoach Pflege

Hilfreiche Ideen und Anleitungen zur Bewältigung von familiären Konflikten, insbesondere zum gelingenden Gespräch, finden Sie im Familiencoach Pflege unter: https://pflege.aok.de/sich-selbst-nicht-vergessen/aufgaben-abgeben/gut-miteinander-sprechen

Vorab kann es nützlich sein, sich genau zu überlegen, vielleicht auch aufzuschreiben, was man genau besprechen möchte, wie man sich eine Veränderung und/oder Verständnis von den anderen wünschen würde. Auch der Rahmen für das Gespräch sollte gut überlegt sein. Möchte ich das Thema am Telefon besprechen, zu Hause oder lieber bei einem Spaziergang oder in einem Café?

Familiencoach Pflege

Hilfreiche Ideen und Anleitungen zur Bewältigung von familiären Konflikten, insbesondere zur gemeinsamen Bewältigung der Aufgaben, finden Sie im Familiencoach Pflege unter: https://pflege.aok.de/sich-selbst-nicht-vergessen/aufgaben-abgeben/aufgaben-gemeinsam-stemmen

Manchmal vermeiden Angehörige es auch, Freunde oder sogar die eigenen Kinder über die Erkrankung ihres Vaters oder ihrer Mutter zu informieren. Aus Scham oder zum Schutz der anderen wird versucht, die Veränderungen durch die Erkrankung zu verstecken. Als Folge geraten diese Angehörigen zunehmend in Isolation, können ihre eigenen Sorgen niemandem mitteilen und erhalten dadurch auch keine Unterstützung. Auch wenn es sehr schwerfällt, ist ein offenes Gespräch über die Diagnose und Erkrankung sehr wichtig. Danach fühlen sich die Angehörigen meist enorm erleichtert und die anderen Familienmitglieder oder Freunde reagieren in der Regel verständnisvoll und unterstützend. Es kann jedoch auch vorkommen, dass Familienmitglieder oder Freunde ablehnend reagieren oder sich nach einem solchen Gespräch zurückziehen. Dies kann unterschiedliche Gründe haben. Möglicherweise benötigt die Person erst einmal Zeit, um die neue Situation zu verarbeiten, oder fühlt sich nicht in der Lage, mit der Erkrankung umzugehen, oder ist selbst aufgrund anderer Krisen zu belastet.

Familiencoach Pflege

Hilfreiche Ideen und Anleitungen zur Kommunikation mit dem Umfeld finden Sie im Familiencoach Pflege unter: https://pflege.aok.de/beziehungen-staerken/beziehungen-zum-umfeld/erzaehl-ich-es-den-anderen

2.5 Körperliche Nähe und Sexualität

Bei Paaren, für die körperliche Nähe, Intimität und Sexualität in der Partnerschaft eine wichtige Rolle spielen, führen körperliche oder geistige Einschränkungen eines Partners meist auch in diesem Lebensbereich zu gravierenden Veränderungen. Was bislang selbstverständlich war und nicht vieler Worte bedurfte, gelingt nun nicht mehr in der gewohnten Weise. Die pflegebedürftige Person fühlt sich beispielsweise nicht mehr begehrenswert und schämt sich für ihre Einschränkungen oder ihren veränderten Körper. Vielleicht empfindet die pflegebedürftige Person aufgrund ihrer Erkrankung chronische Schmerzen oder hat wegen der Nebenwirkungen von Medikamenten keine sexuelle Lust mehr. Den nun pflegenden Partnern kann es ebenfalls schwerfallen, sich auf die veränderte Situation und die dadurch verursachten eigenen Gefühle einzustellen. Sie finden möglicherweise den nun hilfebedürftigen Partner nicht mehr sexuell attraktiv oder werden selbst nicht mehr in der gewohnten Weise begehrt, zum Beispiel, weil der Partner sich nicht mehr traut oder aufgrund seiner Erkrankung antriebslos und niedergeschlagen ist. Vielen fällt es in einer solchen Situation nicht leicht, mit dem Partner oder der Partnerin über diese Veränderungen und die damit einhergehenden Gefühle, Wünsche und Grenzen zu sprechen.

Beispiel: Über Veränderungen und damit einhergehende Gefühle und Wünsche sprechen

Eine pflegende Ehefrau beschreibt ihre Erfahrungen im Rahmen eines Beratungsgesprächs.

Frau F.: „Mein Mann hat mich seit seinem Schlaganfall nie mehr in den Arm genommen. Das vermisse ich sehr."

Berater: „Haben Sie ihn mal darum gebeten, dass er sie in den Arm nimmt?"

Frau F.: „Nein, ich kann meinen Mann doch nicht um so etwas bitten. Das muss doch von ihm kommen."

Berater: „Ich befürchte, dass wenn Sie ihn nicht fragen oder Ihren Wunsch ansprechen, sich dieser nicht erfüllen wird. Auch wenn Ihnen im Moment eine solche Frage unpassend erscheint, einen Versuch ist es sicherlich wert."

Frau F.: „Wenn Sie meinen, ich weiß nicht."

Berater: „Wie würden Sie Ihren Wunsch denn ansprechen?"

Der pflegenden Ehefrau fällt es zunächst nicht leicht, die passenden Worte zu finden. Sie benötigt in der Beratung erst einige Versuche und überlegt dann, dass sie ihren Mann am besten abends im Bett anspricht, da für ihn eine Umarmung dort leichter möglich ist als vom Rollstuhl aus.

Beim folgenden Beratungskontakt berichtet Frau F. Folgendes:

Frau F. „Ich habe meinen Mann, wie besprochen, auf meinen Wunsch nach einer Umarmung angesprochen. Er war erst erstaunt, hat mich dann aber mit seinem nicht gelähmten Arm in den Arm genommen. Dann begann er zu weinen. Nach einer Weile hat er zum ersten Mal über seine Behinderung gesprochen, ... dass er sich oft als Krüppel fühle ... und wie schwer es ihm falle, alles anzunehmen. Im folgenden Gespräch konnte auch ich meinen Schmerz zum Ausdruck bringen, dass nichts mehr wie früher ist. Nach Monaten haben wir uns zum ersten Mal wieder nah und verbunden gefühlt."

Das Beispiel verdeutlicht, dass (auch wenn es im ersten Moment Überwindung kostet) ein Gespräch über die eigenen Bedürfnisse nach Nähe und Sexualität helfen kann und die Möglichkeit eröffnet, neue Wege des gemeinsamen Miteinanders zu finden. Hierbei ist es wichtig, die Bedürfnisse und Grenzen des Partners zu verstehen und zu respektieren. Möglicherweise ist ein Abschied von bisherigen Gewohnheiten notwendig, und es muss ein neuer Umgang mit Einschränkungen sowie mit unerwarteten, unangenehmen Ereignissen (z. B. Erektionsstörungen, spontaner Harnabgang bei Inkontinenz) gefunden werden, wie das folgende Beispiel illustriert:

Beispiel: Über Einschränkungen offen sprechen

Herr T.: „Sexualität war uns in unserer Beziehung immer wichtig. Seit ihrem Schlaganfall vor einem guten halben Jahr ist meine Frau jedoch einseitig gelähmt und hat eine Blasenschwäche. Zuerst hat sich in unserem Leben alles um die Reha, die ganzen Therapien, Behandlungen und notwendigen Umbaumaßnahmen gedreht. Ich war total überfordert. Körperliche Berührung fand nur noch in der Dusche statt, wenn ich meiner Frau auf den Duschstuhl und beim Waschen geholfen habe. Mittlerweile haben wir im Alltag wieder ein wenig einen Rhythmus gefunden. Auch habe ich gemerkt, dass ich meine Frau weiterhin attraktiv finde und wieder Lust auf körperliche Liebe habe. Leider war von der Leichtigkeit, mit der wir uns früher sexuell begegnet sind, nichts mehr zu spüren. Meiner Frau war das Thema unangenehm, da sie dadurch schon wieder mit ihren Einschränkungen konfrontiert war, mit ihrer Lähmung, aber auch ihrer Angst, ohne Windel ins Bett zu pinkeln. Uns hat eine Beratung geholfen, bei der nicht nur pflegerische Themen, sondern auch unsere Beziehung miteinander thematisiert wurde. Das hat viel Druck von uns genommen. Es hat uns auch dabei geholfen, miteinander über Sexualität, unsere Wünsche und Ängste zu sprechen. Wir mussten wie von vorne beginnen, was tut jedem gut, was möchten wir ausprobieren, wo sind die Grenzen, was braucht es an Vorbereitung, ... also auch ganz praktische Dinge, dass meine Frau vorher auf der Toilette ihre Blase entleert, wir eine Inkontinenzunterlage unter das Leintuch legen, eine leicht waschbare Decke verwenden. Die Beachtung solcher Dinge war für uns schon recht gewöhnungsbedürftig und hatte wenig mit unseren bisherigen sexuellen Gewohnheiten zu tun. Wir sind dennoch froh, dass wir neue Wege gefunden haben, uns in kleinen Schritten körperlich und sexuell neu zu begegnen. Durch den ganzen Prozess sind wir auch wieder viel offener und ehrlicher im Umgang miteinander geworden.“

Das Beispiel zeigt, dass ein schrittweises Ausprobieren und Anpassen, ohne Druck und mit offenem Austausch der Bedürfnisse und Empfindungen, wertvolle Nähe in der Beziehung schaffen kann und dadurch neue Wege des körperlichen Miteinanders gefunden werden können. Hierbei ist es gut, besonders darauf zu achten, dass kein Erwartungs- und Leistungsdruck entsteht oder dieser offen angesprochen wird. Bei spezifischen körperlichen oder psychischen Belastungen, kann auch eine ärztliche oder psychologische Beratung empfehlenswert sein.

Familiencoach Pflege

Hilfreiche Ideen, Beispiele und Anleitungen zum Thema Sexualität und Pflegebedürftigkeit finden Sie im Familiencoach Pflege unter: https://pflege.aok.de/beziehungen-staerken/sexualitaet-pflege/einleitung

In der Pflege von Eltern kann der Umgang mit Intimität oder auch sexuellem Verhalten des Pflegebedürftigen eine starke Herausforderung darstellen.

So überschreitet beispielsweise das Waschen des Intimbereiches für manche Pflegenden die eigenen Grenzen, auch für den Betroffenen kann dies eine schwer aushaltbare Situation sein. Prinzipiell ist ein offener Umgang mit dieser Thematik wichtig, indem die Angehörigen mit dem Betroffenen oder auch einer anderen Person die für sie belastenden Erfahrungen besprechen und hierbei auf ihre eigenen Grenzen achten. Was kann ich übernehmen in der Körperpflege, ohne mich dabei beschämt und unwohl zu fühlen oder sogar Ekel zu erleben? Welche Aufgaben möchte ich nicht übernehmen und an jemand anderes in der Familie oder einen Pflegedienst abgeben?

Das Überschreiten von persönlichen Grenzen bei dem Pflegebedürftigen kann neben verbalen Äußerungen auch an der Körpersprache deutlich werden. So kann sich Unwohlsein bei der Körperpflege in Abwehr, Wut oder auch Erstarren ausdrücken. Daher ist es notwendig (wenn möglich), auch mit dem Pflegebedürftigen über die Situation und Bedürfnisse bei der Körperpflege zu sprechen. Manchmal ist es für alle Beteiligten passender, wenn eine professionelle Pflegekraft die Körperpflege übernimmt.

Familiencoach Pflege

Hilfreiche Experteninterviews zum Thema Sexualität und Pflegebedürftigkeit finden Sie im Familiencoach Pflege unter der Rubrik Experteninterviews von Prof. Dr. Zank: https://pflege.aok.de/mediathek

Demenz und Sexualität

Die Auswirkungen und Beeinträchtigungen von Hirnfunktionen können bei einer Demenz auch die Sexualität stark verändern. Als Folge können sexuelle Bedürfnisse der Betroffenen vermindert oder auch gesteigert sein. Insbesondere sexuell forderndes Verhalten kann für die Angehörigen sehr belastend sein, dieses Verhalten stellt jedoch eher die Ausnahme dar. Manche Angehörige nehmen dies als Anlass, getrennte Schlafzimmer einzurichten. In anderen Fällen ist es schwieriger, eine hilfreiche Lösung zu finden. Auch wenn es nicht leichtfällt, über Probleme mit Sexualität in der Pflege zu sprechen, ist es dann sehr ratsam, sich hierfür Unterstützung einzuholen, um Wege des Umgangs mit diesen herausfordernden Situationen zu finden.

Prinzipiell haben auch Menschen mit Demenz – wie jeder Mensch – in ganz individueller Weise Bedürfnisse nach Nähe, Körperkontakt und Sexualität. Zu beachten ist jedoch, dass es unter Umständen schwierig einzuschätzen ist, inwieweit eine Person mit Demenz ihre Zustimmung zu sexuellen Handlungen noch bewusst ausdrücken kann. Hierbei ist es sehr wichtig, dass der betreffende Partner gut und umsichtig versucht, Signale wie beispielsweise Körperreaktionen, Mimik und Gestik richtig zu interpretieren.

Unangenehm für Angehörige können auch Verhaltensweisen wie das öffentliche Entkleiden sein, das bei Menschen mit Demenz in der Regel keine sexuelle Handlung darstellt, sondern zum Beispiel lediglich zum Ausdruck bringt, dass die Kleidung zu warm oder zu einengend ist oder das Bedürfnis besteht, auf die Toilette gehen zu müssen. Sollten solche unangenehmen Situationen in der Öffentlichkeit auftreten, haben die meisten Menschen Verständnis, wenn sie das Verhalten des Betroffenen einordnen können und über die Demenz informiert werden. Hierfür können Sie auch vorbereitete Informations-Kärtchen zu Demenz nutzen. Diese sind erhältlich bei der Deutschen Alzheimer Gesellschaft e.V. oder auch zum Ausdrucken im *Familiencoach Pflege* der AOK (https://pflege.aok.de/beziehungen-staerken/sexualitaet-pflege/sexualitaet-demenz).

Auch pflegende Kinder sind mit dem Thema körperliche Nähe konfrontiert. So kann es zu Situationen kommen, in denen die erwachsenen Kinder angefasst werden, auch ohne Einvernehmen oder in Situationen, in denen sie es nicht erwarten und nicht wollen (z.B. im Gesicht oder an anderen Körperteilen). Angehörige berichten auch, dass sie festgehalten werden, wenn sie gehen wollen und dann unter Schuldgefühlen leiden, wenn sie das Verhalten abgewehrt haben. Zudem kann es zu Situationen kommen, in denen sie mit der Sexualität ihrer Eltern konfrontiert werden, zum Beispiel wenn sie das eigene Elternteil ungewollt beim Entkleiden oder Masturbieren erleben. In beiden Situationen ist zu überlegen, in welcher Weise verständnis- und respektvoll mit den Bedürfnissen der pflegebedürftigen Person umgegangen werden kann und wie die Situation für die Angehörigen tolerierbar ist. So könnte überlegt werden, in welcher Weise und an welchem Ort der Betroffene sich ungestört selbst befriedigen könnte.

Familiencoach Pflege

Hilfreiche Ideen, Beispiele und Anleitungen zur Sexualität bei Demenz finden Sie im Familiencoach Pflege unter: https://pflege.aok.de/beziehungen-staerken/sexualitaet-pflege/sexualitaet-demenz

Insgesamt ist es bedeutsam, dass pflegende Angehörige ihre eigenen Bedürfnisse und Grenzen in diesem Bereich beachten wie auch die individuellen Bedürfnisse nach Nähe, körperlicher Geborgenheit und Sexualität des betroffenen Menschen mit Demenz. Für diese schwierige Thematik, bei der in der Regel keine einfachen Vorgaben oder gar Ratschläge helfen, müssen jeweils individuelle Möglichkeiten der Bewältigung herausgefunden werden.

Ausführlichere und spezifische Informationen zum Thema Sexualität und Demenz sind auf der Homepage und den entsprechenden Publikationen der Deutschen Alzheimer Gesellschaft e.V. zu finden (z.B. Broschüre, Podcast).

Hinweis

In sehr seltenen Fällen kann es für pflegende Angehörige zu einer akuten Gefährdung durch sexuelle Übergriffe durch die pflegebedürftige Person kommen. In diesem Fall sollte sofort Hilfe durch die Polizei oder auch Krisentelefone (www.zqp.de/angebot/krisentelefone) geholt werden. Im Anschluss sollte mittels einer professionellen, gegebenenfalls auch gerontopsychiatrischen Beratung geklärt werden, wie solche Vorfälle zukünftig vermieden werden können.

3 Schwierigkeiten im Umgang mit Menschen mit Demenz

Menschen mit Demenz bedürfen je nach Schweregrad in vielfältigen Lebensbereichen Unterstützung. Das erfordert viel Kraft und ist meist sehr belastend, insbesondere wenn Angehörige mit schwierigem Verhalten des Betroffenen konfrontiert sind. Wenn es jedoch gelingt, sich in die Welt des Betroffenen hineinzuversetzen, sind diese Situationen manchmal leichter zu ertragen, weil das problematische Verhalten dann besser eingeordnet werden kann.

3.1 Menschen mit Demenz versuchen zu verstehen

Menschen mit Demenz leben zunehmend in ihrer eigenen subjektiven Welt und finden sich im realen Lebensalltag nicht mehr gut zurecht. So kann beispielsweise Zeit (Vergangenheit, Zukunft) nicht mehr zugeordnet werden, die Betroffenen leben daher ganz im Moment. Zudem können seltsame Dinge auftreten wie Essenhorten im Kleiderschrank, Blumengießen mit Saft, die Betroffenen sehen Menschen, die gar nicht da sind oder wollen nach Hause zu ihrer Mutter, obwohl diese schon lange verstorben ist. Manche Betroffene reagieren auf Geräusche oder Veränderungen sehr schreckhaft und kommen danach nur langsam wieder zur Ruhe.

Als Folge der Fähigkeitsverluste können weitere vielfältige belastende Reaktionen auftreten, wie Unruhe, Rastlosigkeit, Ängste, Misstrauen, Weglaufen, unkooperatives Verhalten oder auch unpassendes Verhalten in der Öffentlichkeit. Diese problematischen Verhaltensweisen entstehen durch das Erleben von nicht einordbaren Situationen, Verunsicherung und Überforderung oder auch durch Kritik und Kränkungen durch andere Personen. Die Betroffenen leiden dann unter Schamgefühlen und sind frustriert, weil sie selbst einfache Alltagstätigkeiten wie beispielsweise das Zubereiten von Essen nicht mehr selbstständig bewältigen können. Eine pflegende Ehefrau beschreibt ihre Erfahrung damit so:

Beispiel

Frau B.: „Der Ärger und die Ängstlichkeit sind zwei Gesichter desselben Problems. Einmal macht ihn seine Unsicherheit und Hilflosigkeit aggressiv und manchmal eher unruhig und ängstlich."

Übung: Perspektivwechsel

Um dieses Erleben etwas nachvollziehen zu können, versuchen Sie einmal, die Perspektive des Betroffenen einzunehmen. Hierbei können folgende Fragen helfen:

- Wie würde es Ihnen gehen, wenn Ihnen jemand zu nah kommt, der Ihnen fremd ist?
- Wie fühlen Sie sich, wenn Sie Ihr eigenes Auto in einem Parkhaus nicht mehr wiederfinden?
- Wie würde es Ihnen gehen, wenn Sie sich in einer fremden Stadt verirrt haben, in einem Land dessen Sprache und Schrift Sie nicht verstehen?

Familiencoach Pflege

Hinweise zum Einfühlen in die Welt von Menschen mit Demenz sind im Familiencoach Pflege zu finden unter: https://pflege.aok.de/pflege-alltag/alltag-mit-demenz/wie-fuehlt-sich-demenz-an

Viele Angehörige machen die Erfahrung, dass es im Umgang mit Menschen mit Demenz hilfreich ist, auf deren Erleben und Gefühle einzugehen, auch wenn es aus der eigenen Perspektive manchmal absurd erscheinen mag. Das bedeutet nicht, dass man argumentieren oder etwas vorspielen soll. Stattdessen geht es darum, Verständnis zu zeigen, sich in die Person einzufühlen und einmal zu überlegen, was sie gerade erlebt und braucht, um sich wieder sicherer und ruhiger zu fühlen. Folgendes Beispiel zeigt, wie eine Tochter mit unterschiedlichen Strategien auf die Halluzinationen ihrer Mutter mit einer Parkinson-Demenz reagiert:

Beispiel

Frau T.: „Meine Mutter hat manchmal optische Sinnestäuschungen und ruft mich dann voller Angst zu sich ins Zimmer, weil sie zum Beispiel eine große Spinne im Zimmer sieht. Meist passiert das am Abend, wenn es im Zimmer schon etwas dunkel ist. Ich versuche, sie ruhig anzusprechen, sie zu fragen, wo denn das Tier sitzt. Wenn das Tier an einer dunklen Stelle im Raum sitzt, versuche ich, die Stehlampe so umzustellen, dass die Stelle gut ausgeleuchtet wird. Das hilft meist schon. Manchmal lässt sich meine Mutter auch einfach von der Bedrohung ablenken, manchmal muss ich „das Tier" auch verjagen oder aus dem Fenster werfen."

Wichtig ist vor allem, das Verhalten als Folge der Erkrankung (meist Demenz) einzuordnen, d.h., das Verhalten nicht persönlich zu nehmen. Innere Sätze wie *„Sie macht es nicht mit Absicht oder um mir zu schaden"* oder *„Wenn sie könnte, würde sie es anders machen"* können entlastend sein. Es kann in schwierigen Situationen zudem sehr hilfreich sein, dem Betroffenen zu vermitteln, dass man ihn und seine Sorgen ernst nimmt und versucht, ihn zu beruhigen. Eine pflegende Tochter beschreibt dies so:

Beispiel

Frau W.: „Ich selbst habe mich darauf eingestellt, nicht zu diskutieren, Geduld zu üben. Ich mache ihn nicht mehr verantwortlich für Dinge, die er selbst verursacht hat; geht ja auch nicht, wenn er es nicht einmal weiß. Schimpfen, Kritik und Vorwürfe erspare ich mir schon länger, wozu auch? Ich vermeide jeglichen Streit und komplizierte Auseinandersetzungen."

Familiencoach Pflege

Verschiedene Problem- und Lösungsfilme zu schwierigen Verhaltensweisen sind im Familiencoach Pflege zu finden unter: https://pflege.aok.de/mediathek sowie https://pflege.aok.de/pflege-alltag/alltag-mit-demenz/problemfilm-leben-mit-demenz

3.2 Menschen mit Demenz in Gespräche und den Alltag einbeziehen

Selbstverständlich haben auch Menschen mit Demenz das Bedürfnis, mit anderen Menschen in Kontakt zu sein, beteiligt zu sein und dazuzugehören. Jedoch sind Gespräche für die Betroffenen im fortschreitenden Verlauf der Erkrankung immer schwerer zu verstehen. Auch eigene Gedanken, Bedürfnisse, Wünsche und Gefühle können nicht mehr eindeutig geäußert werden. So werden oft nicht mehr die richtigen Worte gefunden, die Bedeutungen von Begriffen nicht mehr verstanden und es werden unverständliche Sätze geäußert. Manche Angehörige schaffen es dennoch, eine hilfreiche Kommunikation zu führen, indem sie zum Erzählen anregen, auch wenn dies vielleicht nur bruchstückhaft möglich ist oder sie machen Komplimente und loben, auch dann, wenn Fehler gemacht wurden. So kann ein wertvoller Austausch und ein gutes Miteinander entstehen.

Wie können Gespräche mit Menschen mit Demenz gelingen?

Im Gespräch mit Menschen mit Demenz sollte beachtet werden:

- Kurze Sätze formulieren, nur eine Information in einem Satz.
- Blickkontakt halten und die Person frontal ansprechen.
- Handlungen unterstützen, eventuell durch Vormachen, zum Beispiel beim Waschen oder Essen.
- Auf Reaktionen und Mimik achten: Hat der Betroffene mich verstanden?

Für Menschen mit Demenz ist es sehr wichtig, am Alltag teilzuhaben und sich hierbei nützlich und gebraucht zu fühlen. Dabei kommt es nicht darauf an, dass bestimmte Haushaltstätigkeiten korrekt mit einem guten oder richtigen Ergebnis ausgeführt werden, sondern dass die Betroffenen eine Tätigkeit haben, die für sie machbar und passend ist. So bereitete eine demenzkranke Mutter immer das Abendessen für ihre Tochter vor. Dies jedoch schon Stunden vorher, sodass bis zum Abend der Käse schon etwas vertrocknet war. Statt sich darüber zu ärgern, gelang es der pflegenden Tochter, wertschätzende Worte zu finden, der Mutter ihre Freude über das Zubereiten des Abendessens mitzuteilen und über den nicht mehr ganz frischen Käse hinwegzusehen.

Familiencoach Pflege

Hinweise zum Einbinden in den Alltag sind im Familiencoach Pflege zu finden unter: https://pflege.aok.de/pflege-alltag/alltag-mit-demenz/menschen-mit-demenz-einbinden

Selbst wenn Problemverhalten vorkommt, ist es wichtig, Menschen mit Demenz mit in gesellige Veranstaltungen einzubeziehen und am sozialen Leben teilhaben zu lassen.

Familiencoach Pflege

Hinweise zum Umgang mit unangemessenem Verhalten in der Öffentlichkeit sind im Familiencoach Pflege zu finden unter: https://pflege.aok.de/pflege-alltag/schwieriges-verhalten-bei-demenz/unangemessenes-verhalten-in-der-oeffentlichkeit/allgemeines

3.3 Menschen mit Demenz Unterstützung, Orientierung und Sicherheit geben

Der Verlust von Orientierung, sich nicht erinnern und sich allein nicht helfen zu können, macht Angst und es können dadurch starke Selbstzweifel und Hilflosigkeit entstehen. Daher kann Alleinsein zu Unruhe und Angst führen, sodass die Betroffenen immer in der Nähe der Angehörigen sein möchten. Auch ein ständiges Nachfragen kann mit Ängsten zu tun haben: Der Betroffene will sich dadurch immer wieder vergewissern, dass jemand in der Nähe ist. Nicht zielführend ist, in solchen Situationen, eine Diskussion zu beginnen, da Menschen mit Demenz logische Argumente zunehmend nicht mehr verstehen. Manchmal hilft es dann, sich zu fragen: *„Wenn ich in seiner Lage wäre, was würde mir jetzt helfen?“*

Familiencoach Pflege

Hinweise zu Anklammern und Angst sind im Familiencoach Pflege zu finden unter: https://pflege.aok.de/pflege-alltag/schwieriges-verhalten-bei-demenz/anklammern-aengstlichkeit

Manchmal kann auch Ablenkung helfen. So kann überlegt werden, ob es Dinge gibt, mit denen sich der Betroffene beschäftigen könnte, um davon abgelenkt zu sein, dass man selbst gerade nicht im Raum ist, und der Betroffene sich so nicht sofort auf die Suche nach einem begibt. Etwa kleine Hausarbeiten, wie zum Beispiel, Socken zusammenzulegen oder etwas zu sortieren. Besonders geeignet sind Tätigkeiten, die an frühere Stärken oder Vorlieben oder auch an die früher ausgeübte berufliche Tätigkeit angelehnt sind.

Familiencoach Pflege

Hinweise zu Orientierung sind im Familiencoach Pflege zu finden unter: https://pflege.aok.de/pflege-alltag/alltag-mit-demenz/orientierung-geben

Nach Tschainer-Zangl (2019) ist es in manchen Situationen auch sehr hilfreich, Schutz und Struktur zu geben durch eine sogenannte „Herzliche Autorität". Zum Beispiel in einem freundlichen und bestimmten Ton zu sagen: *„Wir gehen da jetzt gemeinsam hin. Ich begleite dich zum Auto"*, gegebenenfalls unterstützt durch liebevollen Körperkontakt wie Unterhaken. Das Buch „Demenz ohne Stress" von Tschainer-Zangl (2019) gibt zudem weitere wertvolle Hinweise zum Verständnis und zur Kommunikation mit Menschen mit Demenz.

3.4 Menschen mit Demenz mit Respekt und Wertschätzung begegnen

In schwierigen, überfordernden Situationen ist ein korrigierendes Verhalten wenig hilfreich. Es nutzt in der Regel nichts, den Betroffenen die Realität erklären zu wollen oder sie zurechtzuweisen. Dies verursacht eher ein Gefühl von Unzulänglichkeit und wirkt kränkend. Auch wenn es sicherlich nervig und anstrengend ist, zum Beispiel, immer wieder die gleichen Fragen zu beantworten oder wiederholt die gleichen Tätigkeiten zu loben, so ist es doch sehr wertvoll, wenn man antwortet und positiv unterstützend reagiert. Durch eine wertschätzende Reaktion (Verständnis, Bestärken oder Loben), kann bewirkt werden, dass der Betroffene sich integriert fühlt und Kompetenz erlebt, wodurch er sich bestärkt und wertgeschätzt fühlen kann. Nicht förderlich ist es zu korrigieren, zu diskutieren sowie zu kritisieren, da dies direkt mit den Fähigkeitsverlusten konfrontiert und Hilflosigkeitserleben verstärkt.

3.5 Lösungen für herausfordernde Situationen finden

Einschränkungen des Gedächtnisses führen dazu, dass sich Menschen mit Demenz zum Beispiel nicht mehr daran erinnern können, wo sie bestimmte Dinge abgelegt haben, sowie Absprachen oder Termine vergessen. In einer solchen Situation erleben die Betroffenen ihre eigenen Defizite, sie können sich nicht erinnern und können sich allein nicht zurechtfinden. Dadurch entstehen Selbstzweifel, Ängste, Hilflosigkeit, in der Folge auch Ärger, Wut und Scham und letztlich drückt dies auf das Selbstwertgefühl. Die Betroffenen sind beunruhigt, versuchen Erklärungen und eine Umgangsweise für das Problem zu finden und reagieren daher manchmal mit Rechtfertigung, Vertuschen, Ausreden, Notlügen oder auch Schweigen und Rückzug. So wird beispielsweise geäußert, dass der Termin gar nicht vereinbart oder sie nicht bei der Absprache einbezogen worden seien. Diese Reaktionen bewahren die Betroffenen vor dem Erleben der eigenen Defizite und schützen so den eigenen Selbstwert.

Man kann versuchen, die Perspektive des Betroffenen zu verstehen und eine Haltung einzunehmen, dass die Betroffenen im Prinzip Recht haben, d.h., es wird deren Realität nicht infrage gestellt, man streitet nicht, nimmt die Person ernst und bringt ihr Wertschätzung entgegen. Denn Kritik und Vorwürfe helfen nicht weiter. Positive Sätze wie: *„Komm, ich helfe dir und suche mit"* und die gemeinsam geteilte Freude, wenn die Dinge wiedergefunden werden, erleichtern die Situation. Vorbeugend kann auch helfen, einige Dinge in mehrfacher Ausführung anzuschaffen (z.B. Ersatzschlüssel, Brille), die Anzahl der Fundorte zu reduzieren und gut erkennbare und sichere Orte zum Ablegen zu schaffen.

Familiencoach Pflege

Ein beispielhafter Problem- und Lösungsfilm zu Wahnvorstellungen und Misstrauen ist im Familiencoach Pflege zu finden unter: https://pflege.aok.de/pflege-alltag/schwieriges-verhalten-bei-demenz/film-wahnvorstellungen-misstrauen

Hilfreich ist auch, authentisch zu sein. In stressigen Situationen zum Beispiel zu antworten: *„Stimmt, ich bin gerade richtig gestresst und habe mich geärgert. Du hast recht, es ist hier alles sehr hektisch, das tut uns beiden nicht gut"* oder *„Ich habe deinen Schlüssel nicht genommen. Ich helfe dir gern beim Suchen, komm, wir schauen gemeinsam zuerst einmal in der Küche"*.

Angehörige leiden zudem oft unter dem langsamen, umständlichen Verhalten der Betroffenen. Diese „Geduldsproben" können jedoch auch eine Möglichkeit bieten, etwas für sich zu tun und selbstfürsorglich zu handeln. So könnten in diesen Minuten Achtsamkeitsübungen durchgeführt werden (z. B. eine Minute Atementspannung) oder auch bestimmte gymnastische Übungen wie heilsame Bewegungen zur Vorbeugung von Rückenbeschwerden. Eine pflegende Tochter bezeichnete ihre Mutter sogar als ihre „Entschleunigung" im Alltag. Es gelang ihr, die Langsamkeit umzudeuten und als etwas Positives zu betrachten, indem sie diese gewissermaßen als ihre individuelle Erinnerung an Selbstfürsorge nutzen konnte:

Beispiel

Frau N.: „Während der vielen Stunden, in denen ich bei meiner Mutter darauf warte, dass sie Schuhe an- und auszieht, Mantel an- und auszieht, Mütze an- und auszieht, mache ich kleine gymnastische Übungen oder sogar kurze Achtsamkeitsübungen. So tue ich etwas gegen meine Nackenschmerzen und fülle die Zeit für mich in sinnvoller Weise."

Viele Angehörige sind belastet, weil der zu Pflegende bei Alltagsverrichtungen wie Essen, Anziehen oder Waschen nicht mitmacht und bei den notwendigen Tätigkeiten manchmal auch eigensinnig und abweisend reagiert.

Meist ist es in der Regel hilfreich, genügend Zeit einzuplanen, damit die Betroffenen nicht durch allzu schnelles Hantieren verwirrt werden. Das Vormachen von Handlungen, die nicht mehr verstanden werden, wie zum Beispiel Zähneputzen, kann die Selbstständigkeit und Beteiligung fördern. Vielleicht kann auch die Lieblingsmusik des zu Pflegenden im Hintergrund laufen und zu einer entspannten Atmosphäre beitragen. Manchmal kann es auch helfen, sich die Frage zu stellen: *„Wie schlimm ist das jetzt wirklich, wenn der Betroffene etwas nicht oder nicht wie erwartet macht?"*

Familiencoach Pflege

Ein beispielhafter Problem- und Lösungsfilm zu Verweigerung und Starrköpfigkeit ist im Familiencoach Pflege zu finden unter: https://pflege.aok.de/pflege-alltag/schwieriges-verhalten-bei-demenz/film-verweigerung-starrkoepfigkeit/allgemeines

Auch ständige Unruhe, Umherlaufen und Rastlosigkeit kann sehr belastend sein. Hinweise zum Umgang mit diesem Verhalten sind im Familiencoach Pflege zu finden unter: https://pflege.aok.de/pflege-alltag/schwieriges-verhalten-bei-demenz/umherlaufen-ruhelosigkeit sowie https://pflege.aok.de/pflege-alltag/schwieriges-verhalten-bei-demenz/film-weglaufen

3.6 Umgang mit selbstschützendem („aggressivem") Verhalten

Wenn Betroffene aufgrund von Überforderung, Ängsten oder anderen belastenden Erfahrungen wütend werden, kann es vorkommen, dass die Person verbal oder körperlich aggressiv wird. Dies ist in der Regel kein „bösartiger" Angriff, sondern eine Form des Selbstschutzes. Wichtig ist dann, dafür zu sorgen, dass niemand zu Schaden kommt. Durch die sogenannte Deeskalation kann verhindert werden, dass es zu Angriffen, Beeinträchtigungen oder Verletzungen kommt.

Deeskalation

Bei der Deeskalation ist zunächst wichtig, mit einer deutlichen Körpersprache aufzutreten. Machen Sie sich also groß und führen Sie langsame, aber bestimmte/klare Bewegungen aus. Weiterhin kann es manchmal auch helfen, einen akustischen Impuls zu geben, um das impulsive Verhalten zu unterbrechen. Es wird empfohlen, laut und deutlich „Stopp" zu rufen. Zusätzlich können Sie auch in die Hände klatschen oder andere Signale (z.B. eine Trillerpfeife) nutzen.

Erfahrungsgemäß wirkt es sich oft beruhigend bzw. „entschärfend" auf die Situation aus, wenn wir Distanz schaffen, beispielsweise in dem man sich ruhig verhält oder den Raum verlässt, dadurch den Betroffenen für kurze Zeit allein lässt und sich selbst auch Zeit zum „Luftholen" gibt.

Familiencoach Pflege

Eine Übung zu verbalen und körperlichen Angriffen ist im Familiencoach Pflege zu finden unter: https://pflege.aok.de/pflege-alltag/schwieriges-verhalten-bei-demenz/film-verbale-koerperliche-angriffe/praktische-uebung

Ein weiterer wesentlicher Aspekt für den eigenen Umgang mit verbalen oder körperlichen Angriffen ist, dieses Verhalten nicht persönlich zu nehmen. Das heißt, sich in und nach der Situation bewusst zu machen, dass das aggressive Verhalten nicht persönlich gemeint ist, sondern es sich meist um selbstschützendes Verhalten des Menschen mit Demenz handelt. Dies führt in der Regel zu einer wesentlichen Entlastung in der Situation und ermöglicht, ruhiger zu reagieren. Sollte das Problem des aggressiven (selbstschützenden) Verhaltens andauern oder sich verschlimmern, ist eine medikamentöse Behandlung in Erwägung zu ziehen. Da aggressives Verhalten ein Symptom der Demenzerkrankung darstellt, können Medikamente helfen, diese Verhaltensauffälligkeiten abzumildern. Die Einschätzung, ob und welche medikamentöse Behandlung angemessen ist, obliegt einem Facharzt (Psychiater, Neurologe). Prinzipiell ist bei dieser Problematik die eigene Selbstfürsorge besonders wichtig, d.h., als pflegender Angehöriger gut darauf zu achten, was kann ich aushalten und wo sind meine Grenzen, um die eigene körperliche und seelische Gesundheit zu schützen.

Familiencoach Pflege

Einen Problem- und Lösungsfilm zu verbalen und körperlichen Angriffen ist im Familiencoach Pflege zu finden unter: https://pflege.aok.de/pflege-alltag/schwieriges-verhalten-bei-demenz/film-verbale-koerperliche-angriffe/allgemeines

3.7 Wohlfühlmomente

Auch kurze, kleine Momente des Wohlbefindens sind wertvoll. Da Menschen mit Demenz unterschiedliche Bedürfnisse haben, können diese sehr verschieden ausfallen. Manche Betroffene brauchen sehr viel Ruhe, sind lärmempfindlich und froh, zeitweise einfach nur dasitzen zu können. Dann können auch Fernseher oder Radio irritieren, sogar Stress verursachen. Andere sind eher rastlos und unruhig und haben ein großes Bewegungsbedürfnis. Dann gilt es abzuwägen, ob ein Spaziergang auch allein im vertrauten Umfeld noch möglich ist oder vielleicht durch das Organisieren ehrenamtlicher Helfer regelmäßige Spaziergänge realisierbar sind.

Hören von Lieblingsmusik. Eine besonders schöne Möglichkeit ist das Hören von Lieblingsmusik. Versuchen Sie, eine Playliste der Lieblingslieder (besonders solche aus der Jugendzeit bzw. des frühen Erwachsenenalters) Ihres Angehörigen zusammenzustellen und geben Sie diese am besten über Kopfhörer regelmäßig zum Hören. Bei vielen Menschen mit Demenz kann dies zu sehr positiven Reaktionen führen wie freudige Stimmung, Entspannung und Aktivierung wie Erzählen, Mitsingen oder sogar dem Bedürfnis zu tanzen (Wilz & Geßner, 2024).

Familiencoach Pflege

Hinweise zu möglichen Aktivitäten sind im Familiencoach Pflege zu finden unter: https://pflege.aok.de/pflege-alltag/alltag-mit-demenz/menschen-mit-demenz-einbinden

4 Psychische Belastungen und Krisen bewältigen

Viele pflegende Angehörige erleben massive Belastungen und Krisensituationen aufgrund der häuslichen Pflege. Die Anforderungen durch die Pflege sind oftmals nicht leicht zu meistern und verlangen enorme Kraft und Anpassungsfähigkeiten. Es ist daher völlig normal und nachvollziehbar, in diesen Stresssituationen erschöpft, verunsichert, wütend oder hoffnungslos zu reagieren.

Zudem gibt es in der Pflege Situationen, die nicht vorhersehbar sind, Risiken bergen und einen aus den „gewohnten Bahnen" werfen. Vieles ist nicht mehr so gut kontrollierbar und planbar. Das alles kann Sorgen bereiten, lähmen, frustrieren, reizbar machen oder andere unerwünschte Gefühle auslösen.

Erleben Sie manchmal solche Gefühle?

- Ich fühle mich niedergeschlagen und depressiv.
- Ich habe an wenig/nichts mehr Interesse.
- Ich fühle mich hilflos und/oder traurig.
- Ich leide unter Sorgen und Ängsten.
- Ich habe Angst, das alles nicht mehr zu schaffen.
- Ich spreche manchmal lauter und gereizter, als ich möchte.
- Ich fühle mich innerlich unruhig und getrieben.
- Ich reagiere manchmal ungeduldig, ungehalten oder impulsiv.

Außerdem schießen in belastenden Situationen (z. B. *„Mein Mann hat schon wieder den Schlüssel verlegt"*) meist negative Gedanken durch den Kopf (z. B. *„Das macht er mit Absicht. Er will mich ärgern."*). Wichtig ist dabei zu beachten, dass Gedanken prinzipiell Einfluss auf unsere Stimmung und Gefühle haben und somit Wut, Angst oder Scham auslösen können (z. B. *„Ich bin wütend und traurig zugleich."*).

Nicht zuletzt reagiert auch unser Körper auf Gedanken und Gefühle, vielleicht mit Unruhe, Atemnot oder Herzklopfen (z. B. *„Ich bin total angespannt."*).

Auch wie wir uns verhalten, wie wir in einer bestimmten Situation reagieren und handeln, hat mit unseren Gedanken, Gefühlen und Körperreaktionen zu tun. Manchmal führt das dazu, dass wir nicht so reagieren, wie wir eigentlich möchten, zum Beispiel unaufmerksam, unfreundlich oder auch aggressiv (z. B. *„Ich schreie ihn an, dass er endlich den Schlüssel hergeben soll“*).

Gedanken, Gefühle, Körperreaktionen und Handlungen hängen somit eng zusammen und bedingen sich gegenseitig (vgl. Abbildung 3). Daher ist es wichtig, den eigenen belastenden Gedanken und Gefühlen auf die Spur zu kommen, um negative Auswirkungen auf unseren Körper und problematische Handlungen verhindern zu können. Wenn wir diese Zusammenhänge wahrnehmen, können wir unser eigenes Verhalten besser verstehen und können lernen; in Situationen so zu reagieren, wie wir möchten.

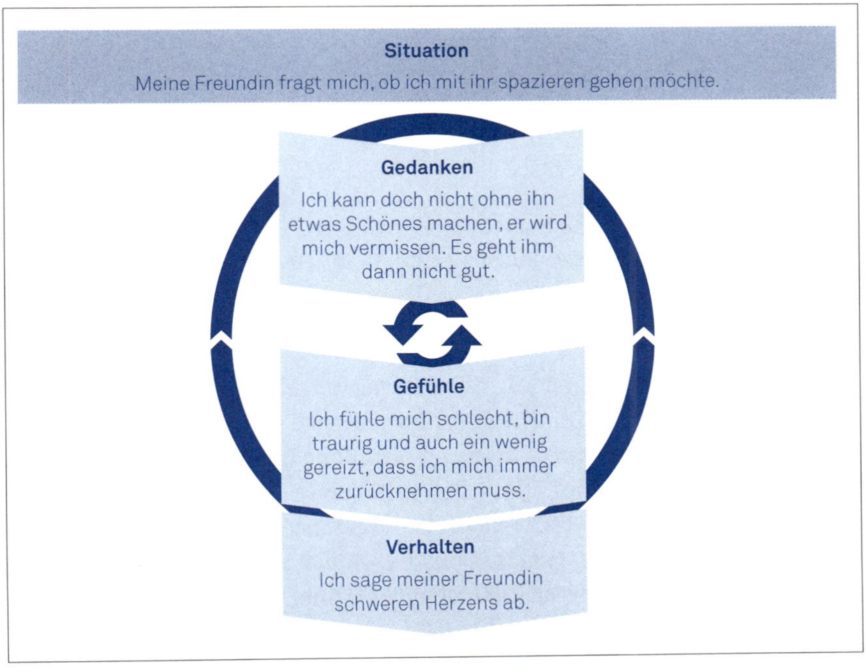

Abbildung 3: Zusammenhang zwischen Gedanken, Gefühlen und Verhalten

4.1 Belastende Gedanken

Gedanken können neutral, belastend bzw. negativ oder wohltuend bzw. positiv sein. Daher haben unsere Gedanken eine entscheidende Macht darauf, wie wir uns fühlen und wie wir handeln.

Familiencoach Pflege

Erläuternde Experteninterviews zum Thema Gedanken sind zu finden im Familiencoach Pflege unter: https://pflege.aok.de/mediathek

Gehen Ihnen manchmal solche Gedanken durch den Kopf?

- Wenn ich die Pflege nicht allein schaffe, habe ich versagt.
- Wir hätten noch so viel gemeinsam machen können, jetzt ist mein Leben zerstört.
- Ich kann erst dann Hilfe annehmen, wenn ich die Pflege überhaupt nicht mehr schaffe.
- Mein Angehöriger macht mir mit Absicht das Leben schwer.
- Eine Tagespflege bringt nichts, da es ihm/ihr dort nicht gut gehen würde.
- Wenn es meinem Angehörigen nicht gut geht, bin ich schuld.
- Wenn er/sie ins Pflegeheim umzieht, dann werden andere schlecht über mich denken.
- Ich finde, er/sie könnte mehr Dankbarkeit zeigen.
- Es gibt keine Alternative für meine Situation, ich muss das durchhalten.
- Ich kann meine freie Zeit nicht genießen, während es ihm/ihr nicht gut geht.

Solche nicht hilfreichen Gedanken und Bewertungen können die ohnehin belastende Pflege zusätzlich erschweren. Zum Beispiel haben pflegende Angehörige häufig eine ideale Bewertung und Vorstellung im Kopf, wie sie die Pflege leisten sollten. Dieses „Pflegeideal" beinhaltet beispielsweise, dass alles immer ordentlich zu sein hat, dass die Pflege allein gemeistert werden muss oder dass man bei der Pflege immer gelassen und freundlich bleiben sollte. Solche perfekten, idealen Ansprüche sind jedoch nicht immer und dauerhaft erfüllbar.

Als Folge kann es zu Unzufriedenheit, Enttäuschung und Selbstkritik kommen und somit zu einer Beeinträchtigung des Wohlbefindens. Manche Angehörige leiden auch an Schuldgefühlen, weil sie der Gedanke verfolgt, eine Mitschuld an der Erkrankung zu tragen, weil es in der Vergangenheit schwierige Zeiten gab, in denen man sich negativ und belastend dem Betroffenen gegenüber verhalten hat.

Auch können (meist unerfüllbare) Erwartungen an den zu Pflegenden bestehen, dass dieser zufrieden, dankbar und sich kooperativ verhalten sollte.

Angehörige teilen auch Gedanken mit wie: *„Manchmal denke ich, dass es besser für uns alle sein würde, wenn er nicht mehr da wäre."*

Hinweis

Wichtig hierbei ist, dass man alles denken darf. Gedanken sind Gedanken und keine Handlung oder die Realität. Viele pflegende Angehörige berichten nämlich, dass solche Gedanken bei ihnen ein schlechtes Gewissen, Scham- oder Schuldgefühle auslösen (z. B. „Ich bin ein liebloser Mensch, dass ich so etwas denke"). Diese Selbstvorwürfe sind jedoch zusätzlich belastend und können zu einem Teufelskreis führen. Selbstvorwürfe sind schädlich und können verunsichern, die eigene Kompetenz untergraben und depressive Symptome oder auch Ängste auslösen. Solche Gedanken zeigen vor allem auf, dass eine starke Belastung besteht und Unterstützung und Entlastung nötig ist.

Gedanken können sich auch als quälende Sorgen äußern, die den Schlaf massiv beeinträchtigen können. So berichtet ein pflegender Ehemann:

Beispiel

Herr Z.: „Seit einiger Zeit kann ich nicht mehr gut schlafen ... wegen der Sorge um die Zukunft, der vielen kleinen Abschiede von unserem gemeinsamen Leben und weil ich kaum Hilfe habe. Wegen der Angst, den Rest meines Lebens mit der Pflege meiner Frau verbringen zu müssen und dadurch kein eigenes Leben mehr zu haben. Ich fürchte mich davor, mit der Pflege ganz allein zu sein. Ich fürchte mich davor, nichts, was mir auch noch wichtig ist, gemacht zu haben, weil die Pflege meiner Frau mein Leben bestimmt. All das habe ich auch noch nie jemandem mitgeteilt, weil ich fürchte, dann dafür verurteilt zu werden."

Schlafstörungen als mögliche Folge belastender Gedanken

Grübeln und innere Unruhe sind die häufigste Ursache für Einschlafprobleme und nächtliches Wachliegen. Tagsüber ist es oft so, dass die Arbeits- und Pflegeaufgaben von Sorgen, belastenden Gefühlen und Gedanken ablenken, jedoch gerade in der Ruhephase vor dem Einschlafen werden viele Angehörige von Sorgen und vielfältigen Gedanken überrollt. Zudem fällt es Angehörigen meist schwer, nach einer nächtlichen Schlafunterbrechung durch den zu Pflegenden wieder einzuschlafen, besonders dann, wenn diese Unterbrechungen als emotional aufwühlend erlebt wurden und anschließend belastende Gedanken vom Schlaf abhalten. So kann es zu einem Teufelskreis von Schlafstörungen, quälendem Grübeln und Depressionen kommen. Solche chronischen Schlafstörungen können im Rahmen einer Psychotherapie meist gut gelindert werden. Zur langfristigen Reduktion von Anspannung und innerer Unruhe und damit der Vermeidung von Schlafstörungen können auch Entspannungs- und Achtsamkeitsübungen hilfreich sein.

4.1.1 Erkennen und Verändern von nicht hilfreichen Gedanken

Gedanken treten manchmal fast unbemerkt und beiläufig auf, werden nicht bewusst wahrgenommen und haben dennoch Einfluss auf unsere Gefühle und Handlungen. Man kann jedoch lernen, nicht hilfreichen Gedanken auf die Schliche zu kommen. Die folgenden Fragen können hierbei unterstützen:

- Wie sieht mein persönliches Pflegeideal aus?
- Sind meine Vorstellungen und Ansprüche realistisch und hilfreich?
- Hilft mir der Gedanke, mich so zu fühlen, wie ich möchte?
- Hilft mir der Gedanke, die Situation gut zu bewältigen?
- Was würde ich einem guten Freund sagen, wenn er diesen Gedanken hätte?

Nachdem die eigenen, nicht hilfreichen Gedanken erkannt sind, ist der nächste Schritt, diese durch hilfreiche oder neutrale Gedanken zu ersetzen:

- Welche andere Sichtweise des Umgangs mit der Situation gibt es, die hilfreich oder entlastend sein könnte?
- Wie könnte ich die Dinge auch betrachten?
- Welcher Gedanke wäre wohltuend?
- Gibt es einen „neutralen“ oder „realistischeren“ Gedanken zu der Situation?

- Kenne ich jemanden, der mit dieser Situation leichter fertig wird als ich? Was sagt diese Person möglicherweise zu sich selbst?

Gedanken zu ändern, kostet Zeit und viel Mühe. Insbesondere bei festgefahrenen Gedanken, die bisher nie hinterfragt wurden und meist schon sehr lange bestehen, ist dies ein aktiver, fortwährender Prozess, neue, hilfreiche Gedanken zu etablieren (vgl. Abbildung 4).

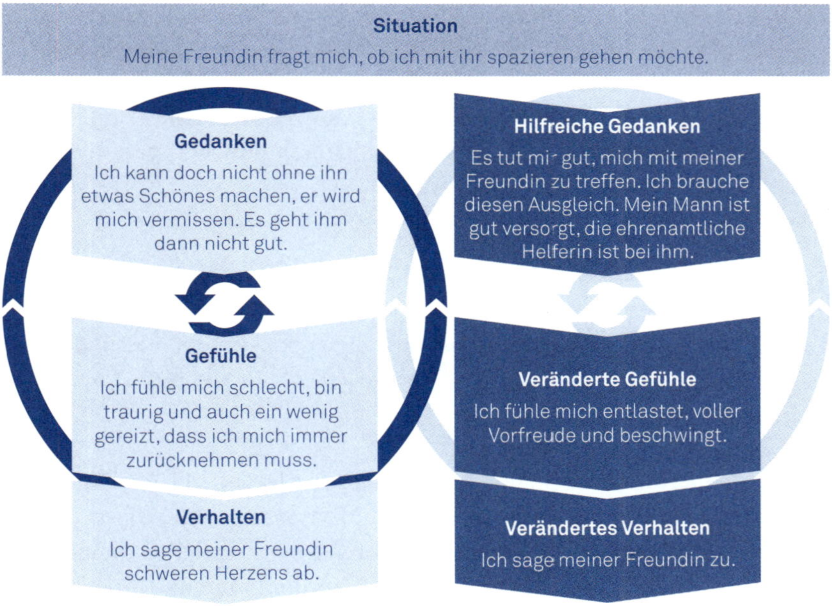

Abbildung 4: Hilfreiche Gedanken verändern das Verhalten

Hinweis

Bei anhaltendem, belastendem Grübeln, Selbstvorwürfen, depressiver Verstimmung, Schlafstörungen und dauerhafter innerer Anspannung kann es sehr hilfreich und wichtig sein, psychotherapeutische Unterstützung in Anspruch zu nehmen. Hilfreiche Informationen zu quälendem Grübeln und depressiver Verstimmung sind zu finden unter: https://www.deutsche-depressionshilfe.de oder unter https://depression.aok.de.

4.1.2 „Im Moment sein“ – ohne bewertende Gedanken

Es gibt eine weitere Möglichkeit, anders mit Gedanken umzugehen und eine neue Haltung zu belastenden Gedanken einzunehmen:

- *Auch ein belastender Gedanke ist erst einmal nur ein Gedanke.* Wir können selbst entscheiden, wie viel Aufmerksamkeit wir diesem widmen und mit welcher Haltung wir dem Gedanken begegnen. Ob zum Beispiel daraus eine Handlung folgen soll oder nicht.
- *Dem Gedanken keine Bedeutung geben.* Wir können uns auch dazu entscheiden, dem Gedanken keine Bedeutung zu geben und diesen wie eine Wolke weiterziehen zu lassen. Das ist die Idee von Achtsamkeit. Achtsamkeit meint eine gezielte, nicht bewertende Wahrnehmung des Augenblicks. Achtsamkeit bedeutet, zu erleben und anzunehmen, was gerade ist, und nicht darüber zu urteilen.

Familiencoach Pflege

Erläuternde Experteninterviews zum Thema Achtsamkeit sind zu finden im Familiencoach Pflege unter: https://pflege.aok.de/mediathek

Durch gezielte Achtsamkeitsübungen können wir lernen, die Gedanken vorbeiziehen zu lassen und ganz präsent im Moment zu sein. Diese Haltung ist sehr ungewohnt. Meist denken wir während einer Tätigkeit an vieles andere und sind daher gar nicht richtig dabei, wir befinden uns im sogenannten „Autopilotenmodus“:

Autopilotenmodus

Im Alltag sind wir oft im „Autopilotenmodus“ beispielweise, wenn wir mehrere Dinge parallel machen, wenn wir wie völlig automatisiert handeln – dies fällt uns zum Beispiel auf, wenn wir nicht mehr wissen, ob wir das Fenster zugemacht haben, beim Duschen das Wasser nicht auf der Haut spüren oder beim Spazierengehen so in Gedanken sind, dass wir kaum etwas von der Natur wahrnehmen. Insbesondere im „Hamsterrad“ der Pflege passiert es häufig, dass wir nicht wirklich im Moment leben, sondern wie automatisch von vielfältigen, stressigen Gedanken und Gefühlen getrieben werden. Das kann das Lebensgefühl beeinträchtigen, wir reagieren dann leichter impulsiv oder fühlen uns niedergeschlagen.

Achtsamkeitsübungen können bewirken, dass
- wir uns ganz präsent erleben, indem wir das Hier und Jetzt – unsere Sinnesempfindungen im gegenwärtigen Moment oder unseren Atem – bewusst wahrnehmen,
- wir unsere Gedanken und Gefühle im aktuellen Moment besser wahrnehmen und dadurch leichter aus dem „Autopilotenmodus" aussteigen können,
- Situationen klarer und besser einschätzbar werden und uns dadurch bewusster wird, wo wir stehen, was uns wichtig ist im Leben und was unsere Einstellung zu den Dingen und zu uns selbst ist.

Damit diese Haltung ihre Wirkung entfalten kann, ist jedoch viel Übung – möglichst täglich – nötig und wir spüren die Veränderungen in der Regel erst nach mehreren Wochen. Besonders am Anfang ist es leichter, Achtsamkeitsübungen in Momenten der Ruhe und Ungestörtheit durchzuführen. Mit Übung können diese jedoch auch gerade in schwierigen Situationen hilfreich sein, um Distanz zur Situation zu bekommen oder sich von belastenden Gedanken zu lösen; dies erfordert jedoch kontinuierliches „Training".

Auch Alltagsmomente des Wartens, etwa wenn der zu pflegende Angehörige sich sehr langsam und umständlich die Schuhe oder Jacke anzieht, können für achtsame Körperübungen oder kurze Entspannungsübungen entlastend genutzt werden.

Bei Achtsamkeitsübungen versuchen wir, bewusst wahrzunehmen, was gerade da ist und was unsere Sinne aufnehmen. Im Folgenden schildert eine pflegende Ehefrau ihre Erfahrungen mit einer Übung, die sich ganz auf den Geruchssinn fokussiert:

Beispiel

Frau P.: „Heute habe ich eine Übung gemacht und mich ganz auf das Riechen konzentriert: Beim Frühstücken mit meiner Mutter habe ich lange intensiv mit geschlossenen Augen an der selbstgemachten Erdbeermarmelade mit Vanille geschnuppert. Es war schön und wohltuend, den angenehmen Geruch deutlich zu erleben und diesen, fast genauso köstlich wie die Marmelade, zu genießen. Das war ganz anders als sonst. Normalerweise bin ich ganz woanders, mache mir schon Gedanken, was ich gleich erledigen muss, mache eine Einkaufsliste usw. Ich merke dann gar nicht, was ich esse, und genieße das gar nicht richtig. Es ist wohltuend und macht mich auch etwas ruhiger, wenn ich mir diese Augenblicke gönne."

Familiencoach Pflege

Hörübungen zum Thema Achtsamkeit sind im Familiencoach Pflege zu finden unter: https://pflege.aok.de/mediathek

4.1.3 Wohltuende und stärkende Gedanken

Viele pflegende Angehörige erleben keinerlei Anerkennung bezüglich der eigenen Pflegeleistung. Die enorm kräftezehrenden Aufgaben werden von anderen Personen meist nicht wahrgenommen oder als Selbstverständlichkeit betrachtet. Diese fehlende Wertschätzung kann das Wohlbefinden stark beeinträchtigen und zu einer niedergeschlagenen, depressiven Stimmung führen.

Unabhängig von anderen Personen kann man jedoch auch für sich selbst Wege finden, mit der fehlenden Anerkennung umzugehen. Innere, wertschätzende Selbstgespräche können aufbauen und Kraft geben. Sich selbst zu vergegenwärtigen, welche Leistung man täglich erbringt und wie wertvoll diese Arbeit für das pflegebedürftige Familienmitglied ist. Im ersten Moment mag das ungewohnt sein und manchmal auch dem widersprechen, was in der Erziehung vermittelt wurde. Wenn jedoch die eigene tägliche Leistung bewusst wahrgenommen wird, dann kann und darf diese Tätigkeit gewürdigt werden. Dann darf man sich selbst auf die Schulter klopfen und lobend und wertschätzend mit dem umgehen, was täglich für den Betroffenen geleistet wird. Im folgenden Zitat einer pflegenden Ehefrau wird diese positive Erfahrung deutlich:

Beispiel

Frau C.: „Und da kann ich mir wirklich auf die Schulter klopfen, dass ich vor zwei Jahren, als mein Mann nicht mehr Auto fahren konnte, in meinem Alter mit dem Autofahren angefangen habe. Früher ist immer mein Mann gefahren, ich hatte sogar als Beifahrerin immer Ängste. Ich fahre zwar nur kurze Strecken, aber das reicht für uns zum Einkaufen und es macht meinem Mann viel Freude, von mir ins Grüne kutschiert zu werden."

Auch insgesamt *nachsichtiger* mit sich selbst umzugehen, kann sehr wohltuend und entlastend sein (z. B. sich sagen: *„Das ist jetzt o.k. so. Ich lass das jetzt so. Und nehme mir Zeit für mich, auch wenn noch nicht alles erledigt ist"* oder *„Ich darf wirklich stolz auf mich sein. Ich unterstütze, so gut ich kann."*). Für viele pflegende Angehörige ist es jedoch sehr ungewohnt, lobend, milde, mitfühlend und fürsorglich zu sich selbst zu sein. Das braucht Zeit und immer wieder aktives Sich-daran-Erinnern. Eine pflegende Tochter berichtet ihre Erfahrungen damit:

Beispiel

Frau U.: „Gestern habe ich mich wieder unheimlich über mich selbst geärgert. Es ist mir wieder nicht gut gelungen, ganz in Ruhe meine Mutter beim Waschen zu unterstützen. Ich habe wieder nicht so liebevoll mit ihr gesprochen, wie ich mir das vorgenommen habe. Es ist aber auch schwierig – die ganze Zeit kritisiert sie mich, kränkt mich und macht nicht mit. Es ist alles so viel und ich tue ja mein Bestes. Es ist gut, dass ich mich kümmere. Ich kann da stolz auf mich sein und muss mir nichts vorwerfen. Ich könnte mehr auf mich achten und vielleicht gerade das Waschen einem ambulanten Pflegedienst überlassen."

Familiencoach Pflege

Hörübungen zum Thema Selbstmitgefühl sind im Familiencoach Pflege zu finden unter: https://pflege.aok.de/mediathek

4.2 Belastende Gefühle

Negative Gefühle haben häufig eine Signalfunktion und machen darauf aufmerksam, dass uns etwas nicht guttut. Daher ist es wichtig, den eigenen Gefühlen Raum zu geben, diese wahrzunehmen und darauf zu achten, welche Bedürfnisse die Gefühle mitteilen. Ein offenes und klares Umgehen erlaubt zudem mehr Kontrolle über die Gefühle. So ist es dann leichter möglich zu entscheiden, wann die Gefühle ausgedrückt und gezeigt werden können oder ob ein vorübergehendes Distanzieren sinnvoller ist.

Übung: Umgang mit belastenden Gefühlen

Es kann helfen, genau wahrzunehmen, was gerade in einem vorgeht, sowie die aktuelle innere Befindlichkeit in Worte zu fassen, wie zum Beispiel: *„Ich merke gerade, dass ich angespannt bin und anfange, wütend zu werden"* oder *„Ich fühle mich unsicher"*.

Dann kann ich entscheiden, ob es gerade der richtige Moment ist, um meine Gefühle auszudrücken wie, meine Wut zu äußern oder zu weinen. Ich kann auch die Entscheidung treffen, die Gefühle in diesem Moment nicht zu äußern, weil es in der Situation nicht passend und hilfreich wäre.

4.2.1 Veränderbare und nicht veränderbare Situationen

Weist uns das belastende Gefühl darauf hin, dass eigene wichtige Bedürfnisse nicht beachtet werden, ist es bedeutsam, zu überlegen, ob die Situation veränderbar ist. Dann ist genau zu prüfen:

- Kann ich an der konkreten Situation etwas aktiv verändern?
- Was wären hilfreiche (erste) Schritte, um die Veränderung gut zu gestalten?

Das Schaubild in Abbildung 5 kann dabei unterstützen, herauszufinden, ob es überhaupt Möglichkeiten gibt, die Situation aktiv zu gestalten, oder ob es eher darum geht, die eigene Haltung zu den Dingen zu verändern. Es geht also zuerst um die wichtige Einordnung: Ist die Situation veränderbar oder nicht veränderbar?

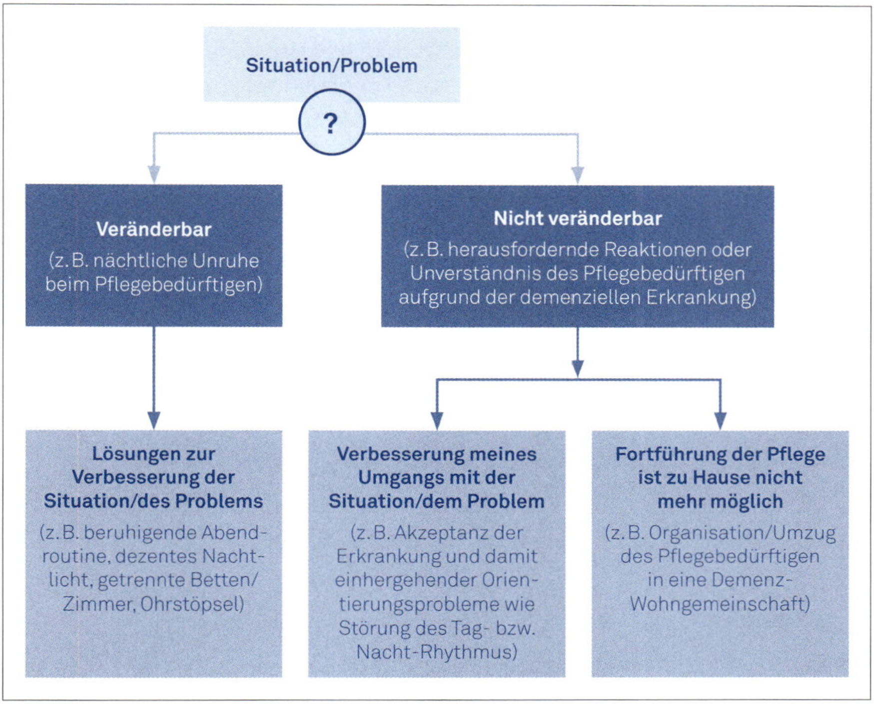

Abbildung 5: Mit veränderbaren und nicht veränderbaren Problemen bzw. Situationen umgehen

Falls die Situation veränderbar ist, können verschiedene Möglichkeiten überlegt werden, die erleichtern und zu einer Verbesserung führen könnten. Diese sind als Versuche zu verstehen, die Situation positiv zu beeinflussen, und können je nach individueller Situation sehr unterschiedlich aussehen.

Durch das Vorgehen des sogenannten „Problemlösens" können strukturiert neue Wege bei *veränderbaren Situationen* gefunden werden:

- In einem ersten Schritt wird die Problemsituation genau betrachtet und in verschiedene kleinere Teilbereiche, die übersichtlicher und leichter veränderbar sind, unterteilt.
- Im zweiten Schritt werden alle Ideen generiert, die für einen dieser Teilbereiche hilfreich sein könnten. Hierbei sollte noch keine (vorschnelle) Bewertung vorgenommen werden.

- Im dritten Schritt werden die Vorschläge sortiert und bewertet und solche ausgewählt, die passend und realistisch in der Umsetzung sind.
- Im nächsten Schritt wird die Umsetzung geplant und vorbereitet. Das konkrete Vorgehen kann wie ein Experiment betrachtet werden. Insgesamt geht es darum, neue Wege auszuprobieren und zu erfahren, welche Veränderungen sich entlastend und hilfreich auf die Pflegesituation auswirken.

Familiencoach Pflege

Eine Anleitung und ein Beispiel zum Thema Problemlösen ist im Familiencoach Pflege zu finden unter: https://pflege.aok.de/zusatzwissen/problemloesen-in-5-schritten/einleitung

Ein Experimentieren mit Veränderungen kann zu kreativen, hilfreichen Lösungen führen, wie eine pflegende Tochter berichtet:

Beispiel

Frau O.: „Mein Vater ist immer ausgerastet, wenn unser Nachbar laut Klavier spielt. Er knallt dann die Türen, haut auf den Tisch, poltert gegen die Wand usw. Alle Versuche, ihn zu beruhigen, haben nicht funktioniert. Ich habe versucht, ihm zu erklären, dass der Nachbarn schon sehr alt ist und so gerne Klavier spielt. Ich habe versichert, dass es gleich wieder vorbei ist und der Nachbar ja immer nur kurz übt. Zudem habe ich ermahnt, dass er dadurch die Möbel beschädigt und dass das ja nur uns schadet. Hat alles nichts genutzt und mein Vater wurde immer wütender und hat mich dann auch noch beschimpft. Schließlich kam mir eine rettende Idee: Ich habe meinem Vater eine schöne afrikanische Trommel gekauft. Immer wenn der Nachbar Klavier spielt, trommelt mein Vater mit Freude. Wenn der Nachbar aufhört, ist mein Vater meist müde und hat sich verausgabt, ist jedoch wieder halbwegs zufrieden. Und das Wichtigste: Ich werde nicht mehr beschimpft."

4.2.2 Nicht veränderbare Situationen und Gefühlsvermeidung

Gerade in der Pflege bestehen jedoch oft *nicht* veränderbare Situationen, zum Beispiel, weil die Erkrankung des zu Pflegenden nicht heilbar ist. Dann geht es darum, diese Erfahrung oder Situation akzeptieren zu lernen, also uns selbst zu verändern, indem wir eine neue Haltung zu den Dingen finden. Dann geht es *nicht* darum, in irgendeiner Weise auf das Gefühl, zum Beispiel Wut, mit einer Handlung zu reagieren. Sondern akzeptieren zu lernen: Es ist wie es ist.

Familiencoach Pflege

Ein erläuterndes Experteninterview zum Thema Akzeptanz ist im Familiencoach Pflege zu finden unter: https://pflege.aok.de/mediathek

In Situationen, in denen man keinen Einfluss hat und sich nichts verändern lässt, können folgende Strategien helfen:

- *Rollentausch – versuchen, die Perspektive des anderen einzunehmen.* Tauschen Sie kurz in Gedanken die Rollen. Das heißt, wenn Sie sich in dem Moment fragen: *„Warum macht er das und verhält sich so?“*, dann ändern Sie Ihre Perspektive, indem Sie fragen: *„Wenn ich in dieser Lage wäre, was würde ich brauchen?“* Manchmal fällt es dann etwas leichter, Abstand zu nehmen und die Situation anzunehmen, wie sie ist. So berichtet eine Angehörige, dass sich ihr Gedankenkreisen um die Frage *„Will oder kann er das nicht?“* geändert hat. Sie beschreibt: *„Mein Ärgerlichsein hat sich eher zu einem Trauern verändert und ich kann die Erkrankung besser annehmen.“*
- *Hinweiszettel.* Schreiben Sie sich einen Hinweiszettel und bringen diesen gut sichtbar in Ihrer Wohnung an. Auf diesem Zettel sollte ein Satz stehen, der Ihnen in dieser Situation hilft, zum Beispiel: *„Sein Verhalten hat nichts mit mir zu tun. Es passiert nichts Schlimmes. Ich entscheide mich dafür, es nicht persönlich zu nehmen.“*

Akzeptanz bedeutet nicht, dass wir Unangenehmes erdulden oder resignieren. Es meint, aufzuhören, gegen *Unveränderliches* anzukämpfen, auf das wir trotz viel Mühe und Kraftaufwendung keinen Einfluss nehmen können, weil beispielsweise belastende Erfahrungen aus der Vergangenheit nicht mehr rückgängig zu machen sind oder weil körperliche Beeinträchtigungen bleibend sind.

Es kann sehr schwerfallen, belastende Erfahrungen anzunehmen und die damit verbundenen schmerzlichen Gefühle zu empfinden und auszuhalten. So kann es leidvoll sein, den Verlust von zukünftigen Lebensplanungen zu verarbeiten, beispielsweise, weil aufgrund der Erkrankung die gemeinsamen Pläne für die Zukunft nicht mehr realisierbar sind. Daher ist es ein verständlicher und normaler Impuls, belastende Gefühle und Gedanken vergessen und unterdrücken zu wollen. Die folgenden Fragen können helfen, der eigenen „Gefühlsvermeidung" auf die Spur zu kommen:

- Gibt es Gefühle, gegen die ich ankämpfe, die ich nicht haben will?
- Versuche ich, diese Gefühle zu vermeiden, zu verdrängen?
- Wie wirksam sind diese Versuche?

Auch das Aufschreiben bestimmter Themen kann uns helfen, einen Schritt aus dem Alltag zu machen, innezuhalten, über das eigene Leben nachzudenken und sich aktiv mit den Sorgen und Belastungen auseinanderzusetzen. So kann das Schreiben hilfreich sein, um Abstand zu bestimmten Themen zu bekommen, Aspekte aus einer anderen Perspektive zu betrachten und neu für sich zu ordnen. Manche Personen haben nach dem Schreiben das Gefühl, belastende Gedanken ablegen zu können – eben auf das Blatt Papier. Für andere Personen ist das Aufschreiben jedoch kein passender Weg, da dadurch negatives Grübeln verstärkt werden kann. Daher ist es ratsam, dies auszuprobieren und dabei gut auf die eigenen Bedürfnisse zu achten.

4.2.3 Annehmen von leidvollen Gefühlen

Wenn es gelingt, die Gefühle anzunehmen und auszuhalten, werden diese mit der Zeit schwächer. Gefühle ändern sich, Gefühle tauchen auf und verschwinden wieder. Wenn wir unangenehme Gefühle annehmen, müssen wir weniger dagegen ankämpfen und fühlen uns weniger belastet. Dadurch gewinnen wir neue Energie, um zu schauen, was in der Situation helfen könnte und was uns im Leben wichtig ist.

Familiencoach Pflege

Hörübungen zum Thema „Sich mit belastenden Gefühlen auseinandersetzen" sind im Familiencoach Pflege zu finden unter: https://pflege.aok.de/mediathek

Akzeptanz bedeutet hierbei, dass ich belastende Gefühle und Gedanken annehme und mit mir trage, diese wahrnehme und mich trotzdem mit mir wichtigen Aktivitäten befassen kann und mich nicht von meinem Weg und meinen Zielen abbringen lasse. Ich engagiere mich im Verein oder fahre mit auf das Wochenende mit Freunden, auch wenn ich dann zeitweise belastende Gedanken (z. B. ein schlechtes Gewissen) habe. Ich nehme das Unveränderliche, nehme meine Gedanken und Gefühle an und habe dann den Weg frei zu entscheiden, was für mich im Leben wertvoll und wichtig ist.

Daher ist es sinnvoll, sich im Alltag immer wieder daran zu erinnern, dass es Dinge gibt, die nicht veränderbar sind, und es langfristig entlastender ist, diese anzunehmen. Diese akzeptierende Haltung zu etablieren, ist ein Prozess, der nicht einfach ist und Zeit benötigt. Achtsamkeitsübungen, wie in Kapitel 4.1.2 beschrieben, können dabei helfen, die Wahrnehmung der eigenen Gefühle, Gedanken und körperlichen Empfindungen zu verbessern.

Familiencoach Pflege

Hörübungen zum Thema Achtsamkeit sind im Familiencoach Pflege zu finden unter: https://pflege.aok.de/mediathek

Hinweis

Aufgrund von Ängsten vermeiden es manche Angehörige, sich mit der Erkrankung und den möglichen Veränderungen auseinanderzusetzen. Klarheit über die Erkrankung zu bekommen, kann zum einen leidvoll sein, zum anderen gibt dies jedoch mehr Sicherheit, wie mit dem Erkrankten und der Pflege gut umzugehen ist, zum Beispiel welche Fähigkeiten und Aktivitäten zu welchem Zeitpunkt noch möglich sind. Es ist dann leichter möglich, die Pflege langfristig zu organisieren und das eigene Leben auf die kommenden Veränderungen einzustellen, wie zum Beispiel, sich rechtzeitig Entlastung und Unterstützung zu organisieren.

4.2.4 Umgang mit Wut und Ärger

Manche Angehörige erleben „eine Achterbahnfahrt der Gefühle" mit ständigem Wechsel zwischen Wut, Mitleid und Verzweiflung. Es gibt Situationen in der Pflege die extrem belastend sind und täglich wiederkehren. Daher ist das Erleben von Reizbarkeit, Ärger und Wut bei diesem Stress sehr nachvollziehbar. Eine pflegende Schwiegertochter teilt mit:

Beispiel

Frau F.: „Es gibt ganz furchtbare Tage. Da will ich sie mal so richtig schütteln, damit sie wieder zur Vernunft kommt. Das hält keiner aus. Und ja, da fühle ich Hass. Ich gebe es zu, es ist eine immense Wut und auch Hilflosigkeit."

Einige pflegende Angehörige haben jedoch Schwierigkeiten, ihre eskalierenden Gefühle wahrzunehmen oder sich ihren Ärger in der Situation einzugestehen. Solche Gefühle sind nichts Schlechtes, sie geben uns den wertvollen Hinweis, dass etwas nicht so läuft wie gewünscht oder erwartet.

Auch Gedanken können Auslöser für Ärger und Wut sein. Beispielsweise Gedanken, dass frühere Konflikte nun nicht mehr gemeinsam besprochen und gelöst werden können oder man vom zu Pflegenden mit vielen Sorgen alleingelassen wird. Besonders Angehörige, die sich vor dem Beginn der Erkrankung vom Betroffenen ein anderes Verhalten oder mehr Liebe gewünscht und die gemeinsame Beziehung als unglücklich erlebt haben, erfahren belastende Gefühle. Angehörige können sich dann in einem Verpflichtungsgefühl gefangen fühlen, sich kümmern zu „müssen", bei gleichzeitiger Wut darüber, vom Erkrankten selbst nie das bekommen zu haben, was man sich gewünscht hat.

Hinweis

Manchmal lösen belastende Pflegesituationen auch emotionale Erinnerungen an *frühere* schwierige Situationen und dabei empfundene Gefühle aus. Dies kann dazu führen, dass dann in diesem Moment *noch stärker* emotional reagiert wird und dieser „Gefühlsausbruch" gar nicht zur aktuellen Situation passt, sondern vor allem etwas mit vergangenen Erfahrungen zu tun hat.

Für den Umgang mit solchen schwierigen Situationen kann es zunächst hilfreich sein, das Gefühl für sich innerlich einzuordnen. Dafür kann man sich einen Satz überlegen und sich diesen in der Situation aufsagen, beispielsweise *„Dieses Gefühl kenne ich, das ist von früher …“*, und dann versuchen, sich bewusst von diesem Gefühl zu distanzieren, indem man sich auf das Heute, das Hier und Jetzt besinnt. Eine weitere Möglichkeit ist, diesem Gefühl einen Namen oder ein Bild zu geben und sich dadurch in der Situation von dem Gefühl besser distanzieren zu können. Hier gilt es auszuprobieren, was für einen selbst am besten funktioniert. Handelt es sich um traumatische Erfahrungen, die durch die Pflegesituation wieder in Erinnerung kommen, kann es wichtig sein, Unterstützung in Anspruch zu nehmen, zum Beispiel im Rahmen einer Psychotherapie.

Familiencoach Pflege

Eine Anleitung zum Thema „Wie kann ich akzeptieren“ ist im Familiencoach Pflege zu finden unter: https://pflege.aok.de/psychische-belastung/belastende-gefuehle-gedanken/ansatz-eine-neue-haltung-finden/wie-kann-ich-akzeptieren

Um die eigenen Gefühle besser zu spüren, kann es helfen zu überlegen, mit welchen Körperreaktionen die eigenen belastenden Gefühle verbunden sind – zum Beispiel Druck im Hals wahrzunehmen oder den Boden unter den Füßen nicht mehr zu spüren. Bei manchen Angehörigen passieren auch Ausrutscher und impulsive Reaktionen, zum Beispiel, wenn der zu Pflegende missmutig oder aggressiv reagiert. Es kann zu Wutausbrüchen kommen, der Betroffene wird angeschrien oder gänzlich ignoriert. Ein pflegender Ehemann berichtet:

Beispiel

Herr S.: „Gestern Morgen im Badezimmer habe ich sogar an ihren Kleidern gezerrt, die sie ausziehen sollte, um sich zu waschen. Auch sonst kommt es manchmal zu kleineren Handgemengen, weil ich den Ärger oder meine Ungeduld nicht kontrollieren kann und ihr dann zum Beispiel etwas aus der Hand reiße. Manchmal erschrecke ich genauso wie meine Frau über die Heftigkeit meiner Reaktion, ich schäme mich dann sehr.“

Das Aufkommen von starken unangenehmen Gefühlen in schwierigen Situationen ist menschlich und nachvollziehbar. Wir können nicht fortwährend liebevoll und gelassen sein. Einerseits ist es wichtig, die Gefühle von Wut und Ärger wahrzunehmen und diesen auch Raum zu geben, andererseits ist es in der Regel nicht hilfreich, die Wut direkt dem zu Pflegenden gegenüber zu äußern, stattdessen ist es hilfreich, andere Möglichkeiten des „Abreagierens“ zu finden. Daher wird im Folgenden eine konkrete Möglichkeit beschrieben, die hilft, mit konfliktreichen Situationen umzugehen (verkürzt und modifiziert nach Kaluza, 2015, S. 185–189, Übung: „Umgang mit akutem Stress“). Diese Übung besteht aus den folgenden Schritten:

Erster Schritt: Annehmen der Belastung. Das bedeutet, das Verhalten des zu Pflegenden so wahrzunehmen, wie es ist – zum Beispiel als schwieriges Problemverhalten, als Symptom der Demenzerkrankung. Dies beinhaltet zweierlei: Das frühzeitige Erkennen, dass die Situation schwierig ist, und eine bewusste Entscheidung für das Annehmen der Probleme. Dazu kann auch gehören, für sich zu benennen, dass man wütend wird und explodieren könnte. Sich zu vergegenwärtigen, dass es in Ordnung und verständlich ist, dass so ein Gefühl kommt.

Zweiter Schritt: Abkühlen. Dies meint, die eigene Erregung in den Griff zu bekommen und einen klaren Kopf zu behalten.

- Was könnte mir dabei helfen „runterzufahren“?
- Was könnte mich ablenken oder Abstand ermöglichen? (z.B. bewusste Konzentration auf die eigene Atmung, eine Bewegungsübung, aus dem Raum gehen)?

Manchmal ist die Wut so heftig, dass nur aktive, körperliche Bewegung oder massive Ablenkung hilft, um „runterzufahren“. Angehörige berichten zum Beispiel, dass es ihnen geholfen hat, bei starkem Frust und Ärger einige Zeit an die frische Luft zu gehen, einen kurzen Spaziergang zu machen, das Gesicht mit kaltem Wasser zu kühlen oder auf einem Trampolin zu springen. Es ist hilfreich, verschiedene Möglichkeiten für sich auszuprobieren, damit eine passende, entlastende Strategie entdeckt werden kann. Folgende Fragen können dabei helfen, eine Strategie zu finden:

- Was passiert, wenn ich nach draußen gehe und einen kurzen schnellen Spaziergang mache? Was passiert dann mit meiner Wut?

- Was hat mir bisher geholfen, um mich von aufkommender Wut wieder zu lösen?
- Was ist ein für mich passendes „Ventil“, um die Wut abklingen zu lassen?

Vielleicht ist es zunächst leichter, dies einfach als Experiment zu betrachten, d.h., verschiedene Ideen auszuprobieren und sich dabei zu beobachten und zu prüfen, wie hilfreich diese sind.

Dritter Schritt: Analysieren der Situation. Dieser Schritt besteht darin, sich einen Moment Zeit zu nehmen, um zu einer bewussten, klaren Einschätzung zu kommen. Sich zu fragen: „Kann ich momentan etwas tun oder ändern?“. Falls ja, ist es sinnvoll, in Aktion zu treten, um die Situation aktiv und konstruktiv zu verändern. Hierfür kann sich ein strukturiertes Vorgehen wie das in Kapitel 4.2.1 beschriebene Problemlösen eignen. Wenn keine Änderung der Situation möglich ist, kann Ablenkung helfen (z.B. Musik hören, jemanden anrufen, sich bewegen, Gartenarbeit, etwas Angenehmes tun).

Im Schaubild in Abbildung 6 sind weitere hilfreiche Hinweise zum Umgang mit belastenden Gefühlen dargestellt.

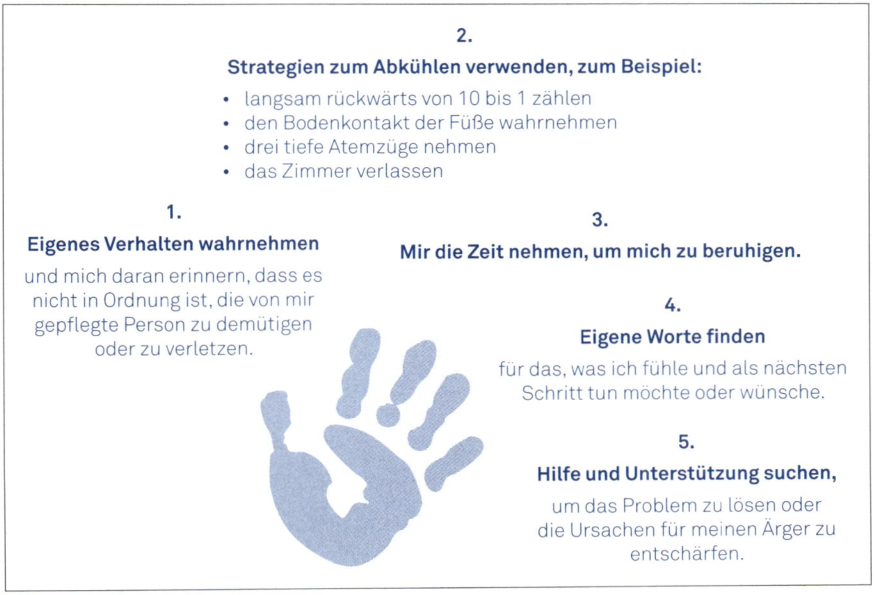
2.
Strategien zum Abkühlen verwenden, zum Beispiel:
• langsam rückwärts von 10 bis 1 zählen
• den Bodenkontakt der Füße wahrnehmen
• drei tiefe Atemzüge nehmen
• das Zimmer verlassen
1.
Eigenes Verhalten wahrnehmen
und mich daran erinnern, dass es nicht in Ordnung ist, die von mir gepflegte Person zu demütigen oder zu verletzen.
3.
Mir die Zeit nehmen, um mich zu beruhigen.
4.
Eigene Worte finden
für das, was ich fühle und als nächsten Schritt tun möchte oder wünsche.
5.
Hilfe und Unterstützung suchen,
um das Problem zu lösen oder die Ursachen für meinen Ärger zu entschärfen.

Abbildung 6: Fünf Schritte zum Spannungsabbau

Familiencoach Pflege

Eine Anleitung zum Thema „Umgang mit Ungeduld, Ärger und Wut" ist im Familiencoach Pflege zu finden unter: https://pflege.aok.de/psychische-belastung/ungeduld-aerger-wut/wie-geht-es-mir

Anspannungsniveau reduzieren. Um insgesamt mit schwierigen und belastenden Situationen besser umgehen zu können, also weniger erregt zu reagieren und nicht mehr so schnell aus der Haut zu fahren, ist es prinzipiell auch sehr hilfreich, das allgemeine Anspannungsniveau zu senken. Um eine niedrigeres Anspannungsniveau zu erreichen, ist es wesentlich, sich durch angenehme Aktivitäten, Erholung und Pausen einen Ausgleich zu schaffen. Insbesondere angenehme Erlebnisse beeinflussen unsere Stimmung positiv und helfen, Energie für den Alltag zu schöpfen. Wir können dann in schwierigen Situationen geduldiger und ruhiger reagieren. Nur so können wir langfristig belastungsfähig bleiben und mit den täglichen Herausforderungen gut umgehen.

Hinweis

Manchmal kann es jedoch auch vorkommen, dass sich die eigenen Reaktionen nicht auf belastende Gedanken und Gefühle beschränken, sondern es tatsächlich zu Aggressionen wie Anschreien, Ignorieren, Vernachlässigen oder sogar auch zu körperlicher Gewalt kommt. Wenn es nicht gelingt, diese impulsiven Handlungen zu kontrollieren und die Hinweise zur Regulation von schwierigen Handlungen nicht ausreichen, ist es sehr wichtig, sich Hilfe zu organisieren. Unterstützung durch ein vertrautes Gespräch, das Abgeben von Pflegeaufgaben, der Wechsel von der häuslichen Pflege in ein Pflegeheim oder auch Psychotherapie kann helfen, die problematische Situation zu verändern.

5 Entlastung und Erholung finden

Sie kennen vielleicht die typischen Hinweise auf Flugreisen zum Verhalten in Notsituationen. Man wird unter anderem darauf hingewiesen, bei Druckabfall zunächst sich selbst eine Sauerstoffmaske überzuziehen und erst dann Kindern und hilfebedürftigen Menschen zu helfen. Vielleicht irritiert diese Reihenfolge im ersten Moment, jedoch ist dies die einzig richtige Entscheidung: Nur wenn ich mich selbst mit Sauerstoff versorge, kann ich überhaupt in der Lage sein, noch etwas für andere zu tun!

In gewisser Weise ist es in der Pflege ähnlich. Für einen kurzen und überschaubaren Zeitraum mag es noch gelingen, alle verfügbare Zeit und Kraft für die Pflege einer nahestehenden Person zu mobilisieren. Über Monate und Jahre kann ein solcher Einsatz jedoch nicht aufrechterhalten werden. Vielen Pflegenden wird dann zunehmend bewusst, dass sie selbst ein Mindestmaß an „Luft zum Atmen" benötigen. Sie spüren, dass sie sich auch um ihr eigenes körperliches und seelisches Wohlbefinden kümmern müssen, um für den anderen weiterhin da sein und die Pflege leisten zu können (z. B. *„Mein Akku ist leer, das merke ich auch, und ich muss etwas für mich tun."*).

Stellen Sie sich einmal ganz bewusst die Frage, wie lange Sie noch so, wie die Situation jetzt gerade ist, weitermachen können. Sind es noch sechs Monate, ein Jahr oder zehn Jahre? Eine pflegende Ehefrau bringt dies deutlich zum Ausdruck:

Beispiel

Frau W.: „Ich fühle mich so erschöpft, dass mir alles zu viel ist. Ich weiß gar nicht mehr so richtig, was mir eigentlich guttun würde."

5.1 Lebensinhalte, die neben der Pflege bedeutsam sind

Daher erleben pflegende Angehörige es manchmal gar nicht als angenehm, wenn plötzlich mehr Zeit zur Verfügung steht. Durch eine dauerhafte Belastungssituation kann es schwerfallen einzuschätzen, was zufrieden macht, was wohltuend oder bedeutsam ist. In solchen Situationen ist es wichtig, sich Zeit zu nehmen und in Erinnerung zu rufen, welche Werte und Bedürfnisse freudvoll, wichtig und unverzichtbar im eigenen Leben sind. Beispielsweise kann es sein, dass die eigene Partnerschaft oder Freundschaften aufgrund der Pflege vernachlässigt werden. Manchmal sind auch in Zusammenhang mit der Pflege stehende wichtige persönliche Werte wie Verbundenheit, Mitgefühl oder Hilfsbereitschaft nicht (mehr) so präsent wie zu Beginn der Pflegesituation.

Familiencoach Pflege

Die Hörübung „Rundflug" im Familiencoach Pflege kann helfen, sich der eigenen Werte wieder bewusster zu werden. Diese ist zu finden unter: https://pflege.aok.de/mediathek

Die folgenden Fragen können dabei helfen, sich (wieder) auf die eigenen Bedürfnisse und Werte im Leben zu besinnen:

- Was bedeutet es für mich, meinen Angehörigen zu pflegen?
- Weshalb ist mir das wichtig?
- Was gibt mir im Leben Sinn (z.B. Spiritualität, Partnerschaft, Familie, Beruf, Hobby)?
- Was gibt mir im Leben Kraft und Energie, was macht mir Freude?
- Was sind oder waren früher (z.B. vor der Pflege meines Angehörigen) wichtige Interessen und Bedürfnisse in meinem Leben?
- Was ist bedeutsam für mich, wofür jedoch oft die Zeit fehlt?

Da die Pflege meist viel Zeit und Kraft kostet, ist es oft nicht möglich, alle Werte in dieser Lebensphase zu verwirklichen, sondern es ist notwendig, einige wenige zu fokussieren und Prioritäten zu setzen. In einem weiteren Schritt ist es daher hilfreich, diese persönlichen Werte („was mir im Leben bedeutsam ist") in eine Rangfolge zu bringen und sie übersichtlich aufzulisten.

Werte im Alltag leben: Hilfreiche Fragen

- Welche Werte sind mir in meinem Leben am wichtigsten und wie nah oder fern bin ich der Verwirklichung dieser Werte?
- Mittels welcher Wege und Ziele könnte ich diesen Werten näherkommen?
- Wo und wie kann ich die ausgewählten Werte in meinem Alltag leben?

Es ist hilfreich, diese Werte (z.B. bestimmte Lebensinhalte, Lebensziele) möglichst präzise zu benennen und deren Umsetzung konkret zu planen. Es kann hilfreich sein, (1) sich zu überlegen, wann man in vergangenen Situationen im Sinne dieses Wertes gehandelt hat, (2) sich ein Bild zu überlegen, dass diesen Wert symbolisiert, und (3) sich zu überlegen, was man im Alltag tun kann, um sich diesem Wert ein wenig zu nähern. Hierbei geht es nicht um moralische Wertvorstellungen, sondern um individuelle Ansichten und Lebensziele. Gut sichtbare Erinnerungszettel können dabei helfen, die eigenen Werte und Ziele im stressreichen Alltag nicht aus den Augen zu verlieren. Das Schaubild in Abbildung 7 illustriert spezifische Ziele einer Person, der ein wertschätzender Umgang mit ihren Angehörigen und Mitmenschen wichtig ist. Für die Umsetzung der eigenen Ziele kann eine übersichtliche Auflistung eigener Werte und die daraus abgeleiteten alltagsbezogenen Ziele hilfreich und unterstützend sein.

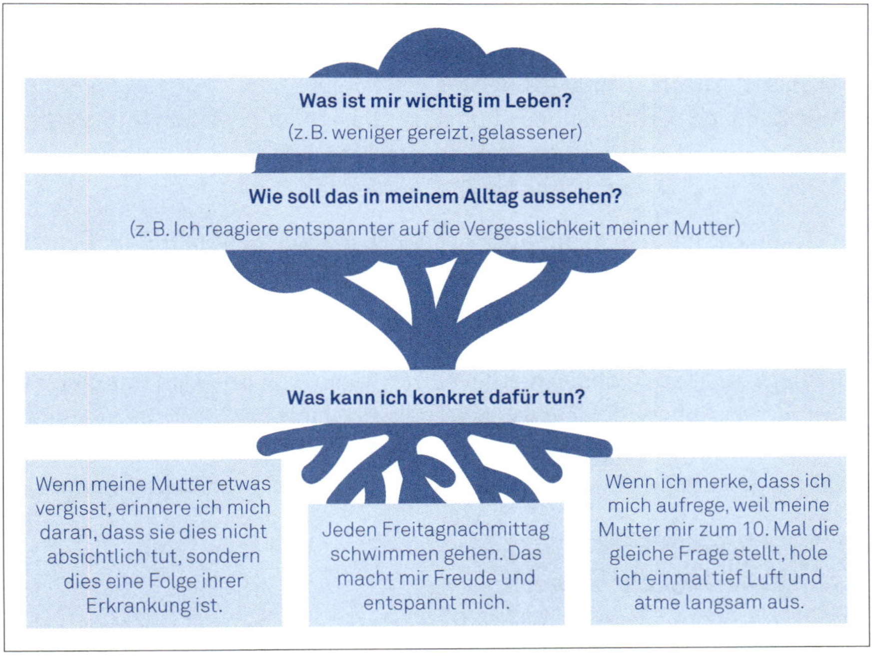

Abbildung 7: Eigene Werte und Ziele formulieren und die konkrete Umsetzung im Alltag planen

Ein Beispiel für einen wichtigen Lebensbereich und wichtigen Wert im Leben kann die eigene Berufstätigkeit sein. Wenn diese einen bedeutsamen Inhalt im Leben darstellt, ist es oft nicht leicht für pflegende Angehörige, die Arbeit mit den Pflegeanforderungen gut zu vereinbaren. So lassen sich durch die Pflege bestimmte Berufsziele nur noch schwer oder gar nicht mehr verwirklichen. Manche pflegende Angehörige gehen in eine Teilzeitbeschäftigung über oder geben ihren Beruf ganz auf, andere sehen sich täglich einer Zerreißprobe zwischen Beruf und Pflege ausgesetzt. Die folgenden Fragen können dabei helfen, sich auf die eigenen Prioritäten zu besinnen:

- Wie wichtig ist mir mein Beruf im Leben?
- Aus welchen beruflichen Tätigkeiten kann ich Kraft schöpfen?
- Wie wichtig ist mir, die häusliche Pflegeverantwortung zu übernehmen?
- Wie sieht die Gewichtung zwischen Pflege und Beruf aktuell aus (zeitlich, kräftemäßig)?
- Was für eine Gewichtung würde ich mir wünschen?
- In welchem Bereich kann ich daher am ehesten von meinen Ansprüchen (meinem Ideal) abweichen?
- In welchem Bereich könnte ich berufliche Aufgaben am ehesten anpassen (z.B. Art, Anzahl, Umfang)?
- Wie kann ich berufliche Beziehungen entlastender gestalten (z.B. Abgabe von besonders schwierigen Kunden, weniger Außenkontakte)?
- Wie könnte eine Entlastung konkret aussehen?

Ein Gespräch mit dem Team oder Arbeitgeber kann zielführend und entlastend sein. Vor diesem Gespräch ist es sinnvoll, sich genau zu überlegen, welche Wünsche und Ziele bezüglich der beruflichen Situation und Perspektiven bestehen. Informationen über aktuelle Leistungen und Rechte zur Vereinbarung von Pflege und Beruf können hierbei hilfreich sein (Überblick im Internet, z.B. www.wege-zur-pflege.de). Für das Abwägen verschiedener Möglichkeiten sowie zur Vorbereitung eines Gesprächs mit dem Arbeitgeber können diese Punkte vorab aufgeschrieben und mit einer vertrauten Person besprochen werden.

Familiencoach Pflege

Eine Anleitung zum Thema „Was ist mir wichtig im Leben“ ist im Familiencoach Pflege zu finden unter: https://pflege.aok.de/sich-selbst-nicht-vergessen/wichtige-lebensbereiche/was-ist-mir-wichtig

5.2 Erholung und Entspannung trotz Pflege

Viele Angehörige berichten, dass es nicht gelingt, genügend Zeit für sich selbst zu finden. Oft werden eigene Pläne zurückgestellt, weil es niemanden gibt, der die Betreuung übernehmen kann. Häufig erleben Angehörige auch, dass sie so erschöpft sind, dass sie es gar nicht mehr schaffen, sich zu positiven Aktivitäten aufzuraffen. Diese Erschöpfung ist jedoch ein wichtiges Signal, dass dringend Erholung benötigt wird. In solchen Situationen sind regelmäßige kurze Pausen oft ein guter erster Schritt. Selbst wenige Minuten, in den Alltag eingebaut, sind wertvoll für die Gesundheit.

Familiencoach Pflege

Eine Anleitung zum Thema „Wie kann ich mich erholen?“ ist im Familiencoach Pflege zu finden unter: https://pflege.aok.de/sich-selbst-nicht-vergessen/wie-kann-ich-mich-erholen/entspannen-kurz-aber-gut

Sich zu erlauben, einmal gar nichts zu tun, „abhängen“ zu dürfen, sind bedeutsame Auszeiten und Erholungsspender. In einer Liste können persönliche Lieblingsplätze oder Möglichkeiten, wie Ausruhen gelingen kann, festgehalten und regelmäßig in die Woche integriert werden.

Familiencoach Pflege

Die Hörübung „Innehalten – was würde mir jetzt guttun?“ ist im Familiencoach Pflege zu finden unter: https://pflege.aok.de/mediathek

Auch das gezielte Erlernen und Anwenden von Entspannung ist sehr zu empfehlen. Diesbezüglich gibt es vielfältige wohltuende Entspannungsübungen. Hierbei ist wichtig, die individuell passende Form herauszufinden und diese regelmäßig im Alltag auszuführen. Der Besuch eines Kurses, zum Beispiel von der Krankenkasse oder Volkshochschule, kann sehr wirkungsvoll sein. Zudem sind vielfältige CDs oder Apps mit guten Entspannungsübungen erhältlich.

Familiencoach Pflege

Die Hörübung „Ein angenehmer Ort" ist im Familiencoach Pflege zu finden unter: https://pflege.aok.de/mediathek

Ab und zu brauchen wir alle auch etwas mehr Erholung. Sich regelmäßig Auszeiten am Tag oder sogar einen oder mehrere Ruhetage zu gönnen, kann helfen, wieder Energie aufzuladen. Zum Beispiel kann man schon etwas Kraft tanken, wenn man mal eine halbe Stunde nichts tut, auf dem Sofa sitzt und sich einen Kaffee oder Tee gönnt. Auch sich einmal einen Mittagschlaf zu erlauben oder in Ruhe Musik zu hören, kann sehr wohltuend sein. Bei etwas längeren Erholungszeiten sollten vorher alle Termine verlegt oder abgesagt und wenn möglich Telefon und Handy ausgestellt werden. Im Jahreskalender kann eingetragen werden, wann solche Ruhetage und Auszeiten möglich sind. Dafür ist jedoch häufig mehr Organisation nötig und in der Regel ist vorab zu klären:

- Wer kann mich bei der Pflege vertreten? Können Aufgaben (z. B. im Haushalt) vorgezogen werden?
- Wer kümmert sich um die eigenen Kinder?
- Geht es am Wochenende?
- Nehme ich mir einen Urlaubstag oder mehrere Urlaubstage?
- Was sollte ich mit der Familie vorab klären bzw. besprechen?

Diese Ruhezeiten sollten mit dem Pflegebedürftigen und gegebenenfalls auch der Familie vorab besprochen werden, damit sich alle Beteiligten gut darauf einstellen können und Sie Rückhalt für dieses Vorhaben bekommen. Falls dies schwierig ist, kann vorab überlegt werden, wer hierbei unterstützen kann und wie und mit wem das Thema am besten angesprochen wird.

5.3 Beachten von Grundbedürfnissen

Zu beachten ist auch, dass unser psychisches Wohlbefinden direkt davon abhängt, ob wir uns gesund ernähren, regelmäßig bewegen (am besten an der frischen Luft) und ausreichend erholsamen Schlaf haben. Schlafstörungen treten jedoch sehr häufig bei pflegenden Angehörigen auf. Neben quälendem Grübeln (vgl. Kapitel 4) können vielfältige Gründe für Schlafprobleme bestehen. Die folgende Liste zeigt mögliche Ursachen:

Mögliche Ursachen für Schlafprobleme

- Störungen durch Helligkeit (Zimmer nicht ausreichend abgedunkelt),
- Störungen durch Geräusche (Nachbarn, Verkehrslärm etc.),
- Störungen durch Schnarchen oder andere Geräusche des Angehörigen,
- Störungen in der Nacht durch den Angehörigen (z. B. nächtliches Aufstehen),
- koffein- oder teeinhaltige Getränke (nachmittags, abends),
- Getränke am späten Abend oder vor dem Einschlafen, insbesondere Alkohol,
- spätes Abendessen (weniger als drei Stunden vor dem Zubettgehen),
- frühes Zubettgehen (nur bei frühem Aufwachen),
- Schlaf oder viel Ruhezeiten am Tag (Mittagsschlaf),
- wenig körperliche Aktivität am Tag (viel ausgeruht),
- Aufwühlendes am Abend (Fernsehen, Internet, Lektüre oder Gespräche),
- Schmerzen,
- Medikamente (z. B. zur Entwässerung),
- Grübeln, Sorgen, belastende Gedanken vor dem Einschlafen,
- Unruhe, Nervosität vor dem Einschlafen und während nächtlicher Wachphasen.

Sollten ein oder mehrere Aspekte der Liste zutreffend sein, können Veränderungen in diesen Bereichen möglicherweise zu einer Verbesserung des Schlafes führen. Um das genaue Ausmaß und die Regelmäßigkeit des Auftretens sowie den Zusammenhang mit der Schlafqualität besser einschätzen zu können, kann es hilfreich sein, ein Schlaftagebuch zu führen. Im Schlaftagebuch wird u. a. Buch über die Schlafdauer, Zeiten von Zubettgehen und Aufstehen sowie nächtliche Wachphasen geführt. Zudem wird eingetragen, ob beispielsweise ein Mittagsschlaf gehalten wurde, wie aktiv man am Tag war, ob Kaffee oder Alkohol getrunken wurde und wann zuletzt vor dem Schlafengehen gegessen wurde. Die genaue Beobachtung des Schlafes kann dabei helfen, weniger offensichtliche Gründe für den beeinträchtigten Schlaf zu finden. Bei anhaltenden, schweren Schlafstörungen sind eine ärztliche Abklärung und psychotherapeutische Unterstützung zu empfehlen.

5.4 Zeit für eigene Interessen, Genuss und Wohlbefinden

Neben Erholungszeiten geben auch schöne und freudvolle Erlebnisse im Alltag neue Kraft. Durch die Pflege bleibt jedoch kaum Zeit für eigene Interessen. Positive Aktivitäten mit der Familie und Freunden kommen meist viel zu kurz. Wird dies zum Dauerzustand und kommen möglicherweise noch belastende Sorgen und Gedanken hinzu, kann sich eine depressive Verstimmung entwickeln. Um eine körperliche und seelische Überforderung zu verhindern, ist es daher unerlässlich, dass Angenehmes und Freudvolles in unserem Alltag vorkommt. Um auf Dauer gesund und belastbar zu bleiben, sollten sich idealerweise angenehme und unangenehme, belastende und erfreuliche Ereignisse in etwa die Waage halten. Gerade die schönen, angenehmen Aktivitäten sind essenziell für unser Wohlbefinden, weil sie unsere Stimmung positiv beeinflussen. Eine gute Stimmung wirkt sich positiv auf Geduld und Kraft aus, die wir benötigen, um mit den Herausforderungen des Alltags gut umgehen zu können.

Oftmals rauscht der Alltag jedoch an uns vorbei, und ganz ungesehen bleiben dabei kleine angenehme, freudvolle Erfahrungen. Deswegen ist es etwas sehr Wertvolles, sich einen Blick für solche Wohlfühlmomente im Alltag anzugewöhnen und dies auch in schwierigen Phasen beizubehalten.

Übung: Positivliste

Eine schöne Möglichkeit ist, sich eine Positivliste anzulegen und all die Dinge, die erfreuen, aufzuschreiben. Mit der Zeit fallen vielleicht immer mehr positive Dinge auf, die wohltuend sind oder Dankbarkeit auslösen. Das kann von der Blume auf der Fensterbank bis hin zu der Erkenntnis reichen, dass wir in einem Land leben, in dem die meisten Menschen gut versorgt sind. Dies gilt auch für das Zusammensein mit der pflegebedürftigen Person. Wo gibt es hier zum Beispiel Momente der Verbundenheit, schöne Erinnerungen oder auch Momente, die gemeinsames Lachen auslösen?

Man empfindet es häufig jedoch als anstrengend, zusätzlich zu allen Pflichten auch noch über selbstfürsorgliche Aktivitäten nachdenken zu „müssen" und diese einzuplanen. Dies ist normal, da es zunächst eine Umstellung im Pflegealltag und auch Zeitaufwand verursacht. Dennoch ist es langfristig entlastend und bereichernd. Um positive Erlebnisse im Alltag fest zu etablieren, kann es hilfreich sein, sich zunächst einen Überblick über die momentane Situation zu verschaffen. Wie sieht aktuell meine typische Woche aus? Mithilfe eines tabellarischen Wochenplans können Tätigkeiten, Verpflichtungen und angenehme Aktivitäten von jedem Tag der aktuellen Woche eingetragen werden, sozusagen als Bestandsaufnahme. Dadurch wird im Überblick deutlich, wie viele Verpflichtungen derzeit erfüllt werden müssen und welche positiven Aktivitäten möglicherweise bereits stattfinden. Folgende Fragen können helfen, den aktuellen Wochenplan zu prüfen:

- Halten sich belastende und angenehme, selbstfürsorgliche Aktivitäten die Waage?
- Überwiegen die Anforderungen und Verpflichtungen?
- Gibt es Aktivitäten, die ich zwar gern, aber nur selten oder nie ausführe?
- Welche angenehmen Aktivitäten möchte ich intensivieren?

In einem nächsten Schritt können alle angenehmen Aktivitäten aufgeschrieben werden, die Spaß machen, wohltuend sind und Freude machen. Dies können sowohl Dinge sein, die allein, als auch solche, die gemeinsam mit anderen Personen unternommen werden können. Hierbei geht es sowohl um Dinge, die früher Freude bereitet haben, als auch solche, die vielleicht neu ausprobiert werden könnten. Dabei ist es zunächst unerheblich, ob die Durchführung im Moment realistisch erscheint. Wichtig ist erst einmal, frei und ohne Einschränkung auf Ideen zu kommen („Brainstorming") – die konkrete Auswahl und Umsetzung erfolgt in einem späteren Schritt. Es kann jedoch auch schwerfallen, Ideen zu entwickeln.

„Was fange ich mit mir an?" – Tatsächlich geht es vielen Angehörigen, die seit Jahren den größten Teil ihrer Zeit in die Pflege investieren, zunächst so, dass sie gar nicht so richtig wissen, was aktuell positiv und erholsam wäre. Dann können folgende Fragen hilfreich sein:

- An welche früheren konkreten Situationen oder Lebensphasen kann ich mich erinnern, in denen es mir gut gelungen ist, eigene Interessen und Bedürfnisse zu realisieren?
- Was hat mir damals geholfen, selbstfürsorglich mit mir umzugehen?
- Was hat mir früher gutgetan?
- Was waren vor der Pflege meines Angehörigen wichtige Bereiche meines Lebens?
- Gibt es etwas, was mir am Herzen liegt, wofür mir jetzt oft die Zeit fehlt?

Im nächsten Schritt werden Aktivitäten ausgewählt und in einen persönlichen Tages- oder Wochenplan eingetragen. Besonders zu beachten ist die Gestaltung des Wochenendes. Sind an den Wochenenden freudvolle Aktivitäten eingeplant, ist es am Wochenende möglich, auf andere Gedanken zu kommen und sich zu erholen?

Familiencoach Pflege

Eine Anleitung zum Thema „Was macht mir Freude?" ist zu finden im Familiencoach Pflege unter: https://pflege.aok.de/sich-selbst-nicht-vergessen/was-macht-mir-freude/ausgleich-schaffen

5.5 Positive Erlebnisse trotz Zeitmangel

Häufig ist es jedoch schwer, im stressigen Pflegealltag eine Möglichkeit zu finden, die angenehmen Aktivitäten auszuführen.

Familiencoach Pflege

Eine Anleitung zum Thema „Sich den Alltag leichter machen" ist zu finden im Familiencoach Pflege unter: https://pflege.aok.de/sich-selbst-nicht-vergessen/alltag-erleichtern/mein-wochenplan

Ein persönlicher Wochenplan kann helfen, einen Überblick zu bekommen, wie stark die jeweiligen Tage bereits ausgefüllt sind und ob es vielleicht Zeitlücken gibt. Manchmal kommen beim Anfertigen eines solchen Plans bereits erste Ideen, wie sich bestimmte Pflichten anders verteilen lassen und Freiräume entstehen könnten. So hilft dieser Wochenplan, um die Lebenszeit nach den eigenen Werten zu planen. Hierbei kann man zwei Farben verwenden: Rot markiert sind die Pflichten, grün markiert ist das Positive bzw. Kraftgebende. Dadurch wird auch direkt deutlich, wie der aktuelle Alltag aussieht (z. B. „alles rot"). Folgende Fragen können helfen, die Verpflichtungen zu sortieren und Prioritäten zu setzen:

- Welche Verpflichtungen bzw. Tätigkeiten könnten wegfallen?
- Welche Verpflichtungen bzw. Tätigkeiten könnte jemand anderes übernehmen?
- Welche Verpflichtungen bzw. Tätigkeiten könnte ich seltener ausführen?
- Welche Verpflichtungen bzw. Tätigkeiten könnte ich bündeln und dadurch eventuell zeiteffektiver erledigen?
- Welche Aufgaben bzw. Aktivitäten geben mir Kraft?
- Welche Aufgaben bzw. Aktivitäten entziehen mir Kraft und Energie?

Möglicherweise könnten auch nicht unbedingt notwendige Verpflichtungen wegfallen (wie zum Beispiel das Bügeln von Geschirrtüchern, Wäsche etc.), manche Aufgaben seltener ausgeführt werden (z.B. bestimmte Hausarbeiten) oder von anderen Personen übernommen werden. Im besten Fall entstehen so Zeitlücken im persönlichen Wochenplan, die mit gezielt eingebauten Pausen und freudvollen Aktivitäten gestaltet werden können. Hilfreich ist auch, darüber nachzudenken, welche „Zeitfresser“ im Alltag bestehen. Hiermit sind Aktivitäten gemeint, die viel Zeit kosten und eventuell nicht unbedingt in diesem Ausmaß wichtig oder notwendig sind. Für einige Menschen kann es sinnvoll sein, ihre Handy-, Internet- oder Fernsehnutzung zu überprüfen. Nicht immer sind diese Tätigkeiten freudvoll, entspannend und gesundheitsförderlich.

Angenehme Aktivitäten planen und umsetzen: Hilfreiche Fragen

- Wie konnte ich es in der letzten Woche verwirklichen, angenehme Aktivitäten einzuplanen und umzusetzen?
- Wie habe ich mich dabei gefühlt?
- Was hat mir wirklich gutgetan?
- Wie habe ich das geschafft?
- Wie habe ich Hindernisse bei der Umsetzung überwunden?
- Gibt es etwas, das ich das nächste Mal anders machen möchte?

5.6 Positive Erlebnisse trotz Erschöpfung oder schlechtem Gewissen

Viele Angehörige kennen die Erfahrung, dass sie Veranstaltungen oder Geburtstage dann doch als schön empfunden haben, auch wenn sie zunächst keine Lust darauf hatten. Es ist daher eine gute Strategie, auch dann Einladungen und Veranstaltungen wahrzunehmen, wenn man vorab eigentlich zu müde und erschöpft ist und absagen will. Auch dies ist eine Strategie, die viele pflegende Angehörige als hilfreich erleben, da sie berichten, sich durch die Pflege zunächst zu erschöpft zu fühlen, die Unternehmung aber dann doch mehr genießen konnten, als zunächst erwartet, und hinterher froh und dankbar für die schöne Erfahrung und Auszeit waren.

Die meisten pflegenden Angehörigen erlauben sich jedoch diese Auszeiten nicht. Ein wesentliches Hindernis, das Angehörige häufig angeben, ist ein *schlechtes Gewissen* dem zu Pflegenden gegenüber, wenn sie sich selbst etwas Gutes getan haben oder tun möchten. Sobald eigene Interessen und Bedürfnisse verfolgt werden, wird dies als egoistisch oder gar rücksichtslos gegenüber dem zu Pflegenden bewertet und es entstehen belastende Schuldgefühle. Als Folge werden entweder die eigenen Bedürfnisse vernachlässigt oder Schuldgefühle und ein schlechtes Gewissen quälen, weil die Pflege zeitweise abgegeben und nach dem eigenen Maßstab nicht gut genug erfüllt wurde.

Beispiel

Eine pflegende Ehefrau nahm beispielsweise nicht mehr an den Treffen mit dem Wanderverein teil, weil sie ihre Schuldgefühle („Ich vergnüge mich hier ohne meinen Mann") nicht aushalten konnte. Obwohl sie daraufhin die Treffen und auch Wanderungen abgesagt hatte, tauchte das schlechte Gewissen bei anderen Gelegenheiten immer wieder auf, wie bei einem Besuch bei Verwandten. Zudem hatte dieser Verzicht auch noch andere Konsequenzen: Die Ehefrau fühlte sich zunehmend unzufrieden und unausgeglichen, da ihr der schöne und freudige Ausgleich der Gemeinschaft und die Bewegung durch das Wandern fehlte.

Daher ist es wichtig, trotz belastender Schuldgefühle zu geselligen Treffen zu gehen: Sich anstelle von *„Ich gehe nicht zum Treffen, weil ich Schuldgefühle habe"* zu sagen: *„Ich gehe trotzdem zum Treffen, auch wenn ich Schuldgefühle habe"*.

Unangenehme Gefühle annehmen

Unangenehme Gefühle („schlechtes Gewissen") können oft nicht kontrolliert werden, man kann jedoch lernen, diese anzunehmen und *gleichzeitig* die eigenen Ziele zu verfolgen. Mit dieser neuen Haltung können wohltuende, freudvolle Aktivitäten erlebt werden *trotz* dabei zeitweise bestehender unangenehmer Gedanken und Gefühle wie Angst, Sorgen oder Schuld und Scham. Wichtig ist, dass diese Gefühle nicht mehr das Handeln bestimmen.

Nicht selten ist es jedoch so, dass ein Teil der Aktivitäten, die man gern umsetzen würde, wie zum Beispiel eine Reise oder ein Theaterbesuch, auf den ersten Blick nicht realisierbar scheinen, weil keine Betreuungsperson für den zu Pflegenden zur Verfügung steht.

5.7 Unterstützung annehmen und finden

Die häusliche Pflege ist eine überaus herausfordernde Aufgabe, die für eine Person *allein* in der Regel nicht bewältigbar ist. Um die Pflege gut zu meistern, ohne dabei gesundheitlichen Schaden zu nehmen, ist es wichtig, Unterstützung anzunehmen. Um Hilfe und Unterstützung zu bitten, fällt den meisten Angehörigen jedoch schwer.

Beispiel

Frau P.: „Man wird in die Welt des Kranken gezogen. Alles dreht sich um ihn. Das ist auch richtig, nur eben allein auf Dauer nicht zu schaffen."

Familiencoach Pflege

Eine Anleitung zum Thema „Hilfe annehmen" ist zu finden im Familiencoach Pflege unter: https://pflege.aok.de/sich-selbst-nicht-vergessen/aufgaben-abgeben/film-hilfe-annehmen

Folgende Fragen können helfen, sich über die eigene Haltung bezüglich des Annehmens von Unterstützung klarer zu werden:

- Was wäre schlimm daran, meinen Angehörigen von jemand anderem betreuen zu lassen?
- Was macht es schwierig für mich, und was sind hierbei meine Befürchtungen?
- Welche positiven Aspekte des Annehmens von Hilfe kann ich mir konkret vorstellen?

Außerdem kann es helfen, sich einmal in eine andere pflegende Angehörige hineinzudenken, die sich in einer ähnlichen Pflegesituation befindet und sich entschieden hat, professionelle Hilfe in Anspruch zu nehmen. Sich einmal vorzustellen: *„Was würde ich meiner Freundin empfehlen, wenn sie in meiner Situation wäre?“* Manchen Angehörigen fällt dazu der Gedanke ein: *„Super, diese Person hat die Fürsorge für sich selbst gut im Griff. Das solltest du auch so machen. Warum tust du es nicht genauso?“*

So bedeutet persönliche Stärke in der Pflege auch, zum richtigen Zeitpunkt ein passendes Hilfsangebot auszuwählen, um sowohl sich selbst als auch der erkrankten Person die beste Bewältigung der Situation zu ermöglichen. Oft erlaubt man sich selbst die Unterstützung nicht, die man bei anderen als völlig angemessen einordnet. Darum kann es hilfreich sein, sich einmal folgende Fragen zu stellen:

- Wie würde ich über eine gute Freundin denken bzw. urteilen, die sich Hilfe für die häusliche Pflege organisieren würde oder mich um Hilfe fragen würde?
- Was würde ich einer guten Freundin an Unterstützung empfehlen?
- Würde ich selbst Hilfe anbieten und in welcher Form?

Es kann sehr hilfreich sein, sich intensiv damit auseinanderzusetzen, welche Vorteile und welche Nachteile das Inanspruchnehmen von Hilfe hätte:

- Welche Vorteile hat es, dass mein Angehöriger nur von mir betreut wird?
- Welche negativen Konsequenzen hat es, dass ich meinen Angehörigen allein pflege?
- Was spricht dafür, ein Hilfsangebot in Anspruch zu nehmen?
- Welche ungünstigen bzw. negativen Konsequenzen hätte es, Hilfe in Anspruch zu nehmen?

Die folgenden Fragen helfen außerdem dabei, den persönlichen Hilfebedarf genauer zu ermitteln und einen Überblick darüber zu bekommen, wer in welcher Form gut bei der Pflege unterstützen könnte:

- Die Betreuung kostet viel Kraft. Wer unterstützt mich dabei?
- Wer hilft mir?
- Was übernimmt er oder sie für mich?
- Mit welchen professionellen Unterstützungsangeboten habe ich bereits Erfahrungen gesammelt? Was wünsche ich mir in meiner Situation an Unterstützung?
- Wen aus meiner Familie oder meinem Freundeskreis könnte ich fragen, ob er oder sie mich unterstützen kann?
- Wenn ich mir vorstelle, es gäbe das perfekte Entlastungsangebot für mich: Wie würde dies aussehen?

Sobald verschiedene infrage kommende Möglichkeiten identifiziert sind, ist das genaue Aufschreiben von Vor- und Nachteilen einer jeden Lösung eine gute Strategie. Viele empfinden es tatsächlich als hilfreich, die Argumente wirklich aufzuschreiben und nicht nur zu durchdenken – dies hat den Vorteil, dass man im Nachhinein weitere Argumente ergänzen kann und letztendlich einen genauen Überblick über alle Vor- und Nachteile erhält.

Selbst wenn der Hilfebedarf klarer geworden ist, ist Hilfe jedoch nicht immer einfach zu organisieren, und viele Angehörige erleben sich alleingelassen mit dieser Verantwortung. Häufig ziehen sich Bekannte und auch Freunde zurück und/oder zeigen wenig Verständnis für die veränderte Lebenssituation. Dies kann unterschiedliche Gründe haben, zum Beispiel räumliche Entfernung, eigene Probleme oder berufliche Belastungen.

Beispiel

Herr O.: „Ich wohne in der Nähe meiner Mutter. Meine Schwester profitiert davon, dass sie nicht in der Nähe wohnt. Sie ruft auch nicht mal an und fragt, ob alles läuft. Ich habe ja Verständnis dafür, dass sie aufgrund der Entfernung nicht oft kommen kann. Aber es ist belastend, dass da kein Interesse ist. Bei mir ruft sie überhaupt nicht an und bei meiner Mutter nur einmal die Woche. Das finde ich einfach zu wenig. Meiner Mutter würde es schon viel helfen, wenn sie merkt, es gibt noch Leute, die für sie Interesse haben oder die sich für ihr Wohlbefinden interessieren, und ich würde mir wünschen, dass sie mal fragt: „Kommst du denn klar, kann man dir irgendwie helfen?“ (zitiert aus Wilz, Schinköthe & Kalytta, 2015, S. 120)

Manchmal vermeiden pflegende Angehörige auch, über ihre Belastungen zu sprechen oder Familienmitglieder um Hilfe zu bitten, meist aufgrund von nicht hilfreichen Gedanken (z. B. *„Ich muss das allein schaffen“*) oder aufgrund von Schuld- und Schamgefühlen (z. B. *„Ich kann ihn doch nicht in eine Tagespflege bringen, das könnte ich mir nicht verzeihen, ihn so abzuschieben.“*). Dann kann es sehr entlastend sein, diese Bedenken mit jemand anderem zu teilen und über Probleme hinsichtlich der Inanspruchnahme von Unterstützung zu sprechen. Sowie sich wiederum einmal vorzustellen: *„Was würde ich meiner Freundin sagen, wenn sie mir sagt: ‚Ich kann ihn doch nicht in die Tagespflege abschieben‘?“*

Zudem könnten nahestehende Personen direkt gefragt werden, wie viel Unterstützung sie leisten könnten und möchten. Zur Vorbereitung für dieses Gespräch sind die folgenden Überlegungen hilfreich:

- Was genau sind meine Sorgen, Bedürfnisse und Wünsche, die ich ansprechen möchte?
- Was könnte mir dabei helfen, dieses Gespräch zu führen?
- Wen könnte bzw. möchte ich konkret ansprechen?
- Wann und wo könnte ich das Gespräch am besten führen?
- Möchte ich das Gespräch lieber persönlich führen oder ist es auch telefonisch vorstellbar?
- Ist es für mich vielleicht angenehmer, wenn noch jemand Drittes bei dem Gespräch dabei ist?
- Wie möchte ich das Gespräch beginnen?

Familiencoach Pflege

Eine Anleitung zum Thema „Gut miteinander sprechen“ ist zu finden im Familiencoach Pflege unter: https://pflege.aok.de/sich-selbst-nicht-vergessen/aufgaben-abgeben/gut-miteinander-sprechen

Häufig wollen Angehörige jedoch niemanden belasten und insbesondere den eigenen Kindern auch keine Aufgaben aufbürden (z. B. *„Wir wollen keinem zur Last fallen, das ist unsere größte Angst und Sorge! Unsere Kinder haben ihre eigenen Familien, die können wir nicht belasten.“*). Wenn dieser Gedanke zutrifft, könnte es helfen, sich mit den belastenden Scham- oder Schuldgefühlen (vgl. Kapitel 4.2) sowie mit den folgenden Fragen auseinanderzusetzen:

- An was würde ich merken, dass ich zur Last falle, und würden meine Kinder mir sagen, wenn es nicht passt?
- Könnte ich mir vorstellen, mit meinen Kindern darüber zu sprechen, welches Maß an Unterstützung für mich gut vorstellbar wäre oder was meine Kinder vielleicht auch gern an Unterstützung für mich leisten würden?

Familiencoach Pflege

Eine Anleitung zum Thema „Die Familie um Hilfe bitten" ist zu finden im Familiencoach Pflege unter: https://pflege.aok.de/sich-selbst-nicht-vergessen/aufgaben-abgeben/die-familie-um-hilfe-bitten

Bezüglich *professioneller Hilfe* ist es wichtig, sich zu Beginn gut zu informieren, zum Beispiel durch eine qualifizierte Beratung (vgl. Kapitel 8.1). Um die Belastungen bei der Inanspruchnahme von Unterstützung so gering wie möglich zu halten, ist eine gute Planung der passenden Unterstützung im Vorfeld wichtig. Die folgenden Fragen in Bezug auf die eigenen Gefühle und Erwartungen können helfen, sich auf diese Veränderungen einzustellen:

Inanspruchnahme von Unterstützung – Fragen zu Gefühlen und Erwartungen (zitiert nach Wilz, Schinköthe & Kalytta, 2015, S. 132)

- Wie geht es mir bei dem Gedanken, dass ich eine Hilfe oder Unterstützung (z.B. einen Pflegedienst) in Anspruch nehme?
- Was für einen Gewinn erwarte ich durch die Unterstützung?
- Worauf muss ich mich gegebenenfalls einstellen? Was wird anders sein?
- Welche Gefühle entstehen bei mir, wenn ich mir vorstelle, dass ich diese Unterstützung in Anspruch nehme?

Für das Gespräch mit dem Pflegebedürftigen kann es hilfreich sein, sich vorher genau zu überlegen, welche Argumente für die Unterstützung sprechen. Je nach Pflegesituation und Erkrankung können die Gründe sehr unterschiedlich sein. Folgende Fragen sollten im Gespräch geklärt werden:

- Warum ist es mir wichtig, die Unterstützung in Anspruch zu nehmen? Wie hilft sie mir, die häusliche Pflege und Betreuung aufrechtzuerhalten?

- Welche Wünsche und Bedenken bezüglich der Unterstützung hat mein pflegebedürftiger Angehöriger?
- Wie kann eine für alle akzeptable Lösung aussehen? Welche Abmachungen können helfen (z.B. vierwöchigen Probezeitraum ausmachen und erst dann Bilanz ziehen)?

Auch das Gespräch mit dem Anbieter der Unterstützung, beispielsweise dem Pflegedienst, sollte gut vorbereitet werden. Es kann sehr sinnvoll sein, verschiedene Anbieter zu vergleichen, sofern dies lokal möglich ist. Dabei sollten folgende Fragen geklärt werden:

- Was ist uns wichtig?
- Welche Bedenken oder Befürchtungen haben wir?

Sollte die in Anspruch genommene Unterstützung nicht den Erwartungen entsprechen, ist es zielführend, nochmals in Ruhe zu überlegen, inwieweit eine Gewöhnung an die Unterstützung möglich ist, wie hoch die Gewinne durch die Entlastung sind und welche Anpassungen mit dem Anbieter besprochen werden können. Gegebenenfalls kann es jedoch auch notwendig sein, ein alternatives Angebot zu suchen und zu organisieren.

Übung: Gedankenexperiment zur Unterstützung

Stellen Sie sich vor, Sie hätten sich bereits dazu entschlossen, mehr Hilfe anzunehmen. Sie haben zum Beispiel mit Ihren Kindern gesprochen und diese haben sich bereit erklärt, Ihre Mutter häufiger zu betreuen. Sie haben auch mehr professionelle Unterstützungsangebote für sich organisiert, sodass Ihnen nun mehr Auszeiten zur Verfügung stehen. Nehmen Sie sich einen Moment Zeit, um sich diese Situation ganz konkret vorzustellen. *Wie erleben Sie sich nun? Welche Gedanken und Gefühle entstehen?* Eine Angehörige berichtet durch diese Übung folgende Gedanken erlebt zu haben: *„Du musst dich nicht schlecht fühlen, weil du dich mehr um dich kümmern willst.“*

6 Belastungsgrenze und Abgabe der Pflegeverantwortung

Es ist sinnvoll, sich vorausschauend zu überlegen, unter welchen Bedingungen die häusliche Pflege beendet werden sollte (z. B. *„Wenn ich die häusliche Pflege nicht mehr schaffe, woran würde ich das merken?“*). Eine dieser Bedingungen könnte sein, dass die Pflege mittlerweile die eigenen Kräfte übersteigt, wie der folgende Dialog zwischen einer pflegenden Ehefrau und einer Beraterin verdeutlicht:

Beispieldialog

Angehörige: „Tja, entweder ich drehe durch oder ich bringe ihn um oder – Nein, mache ich nicht. So ein Quatsch. Aber ich denke mal, das ist sicherlich situationsbedingt, obwohl man dann wirklich ehrlich zu sich selbst sein muss: Es geht hier nicht mehr.“

Beraterin: „Sie haben gesagt: ‚Oder ich bringe ihn um.‘ Ich denke, da steckt ganz viel drin, nämlich: ‚Wo sind meine Grenzen?‘ Und das betrifft dann auch die Frage, an welcher Stelle es auch Ihrem Mann nicht mehr guttut. Wie weit muss es kommen? Sie haben gesagt: ‚Ich werde verrückt‘, ‚Ich dreh durch‘ – das sei, wenn Sie nicht mehr können. Also, wenn Sie das so definieren würden, dann würde ich sagen: Oh, nein, die Grenze muss viel früher gesetzt werden, weil hier ist es zu spät.“

Angehörige: „Da ist es zu spät. Das ist richtig.“

Beraterin: „Bevor Sie ihn umbringen – sprichwörtlich jetzt, ja? –, ist es vermutlich besser, eher zu gucken, an welchem Punkt Sie dann auch nicht mehr gut für Ihren Mann sind.“

Hinweis

Eine große Sorge von pflegenden Angehörigen betrifft auch das Thema einer möglichen eigenen Erkrankung. Was passiert, wenn ich selbst erkranke und die Pflege nicht mehr leisten kann? Diese Sorge kommt häufig vor und ist sehr nachvollziehbar. Entlasten kann hierbei, vorausschauend zu planen, was in diesem Fall zu tun ist. Hierbei hilft ein Notfallplan (vgl. Abbildung 8). Nachbarn, Familie oder Freunde sollten über die zu unternehmenden Schritte informiert werden und das Vorgehen sollte mit den vertrauten Personen vorab in Ruhe besprochen werden. Es ist sinnvoll, diesen persönlichen Notfallplan an einem leicht zugänglichen, sichtbaren Ort aufzubewahren und wichtige Telefonnummern, Unterlagen, Ausweis und Ansprechpartner am selben Ort zu hinterlegen.

Notfallplan

Notruf	**Telefon**
Notarzt/Rettungsdienst	112
Ärztlicher Bereitschaftsdienst	116 117
Polizei	110

Hausarzt (Name, Adresse, Telefonnummer)

Fachärzte

Krankenhaus

Weitere wichtige Kontaktdaten (z. B. Pflegedienst, zentraler Hausnotruf, Tagespflege)

Familienmitglieder/Freunde	**Verwandtschaftsverhältnis/Vollmachten**

Patientenverfügung vorliegend	**Wenn ja: Wo ist diese hinterlegt?**
☐ ja ☐ nein	

Allergien	**Wenn ja: Welche?**
☐ ja ☐ nein	

Sonstiges

Abbildung 8: Notfallplan

Familiencoach Pflege

Einen Notfallplan zum Ausdrucken finden Sie unter: https://pflege.aok.de/sich-selbst-nicht-vergessen/aufgaben-abgeben/notfallplan-falls-man-selbst-ausfaellt/

Prinzipiell gibt es Situationen, in denen die Pflege zu Hause nicht mehr möglich ist, weil man selbst erkrankt oder zu erschöpft ist oder das Familienmitglied im häuslichen Umfeld nicht mehr ausreichend versorgt werden kann. Dann ist es sinnvoll, sich mit Alternativen wie der stationären Pflege in einem Pflegeheim auseinanderzusetzen. Insbesondere ist es sinnvoll, Pflegeverantwortung abzugeben, wenn eine der folgenden Aussagen auf Sie bzw. auf Ihre Situation zutrifft:

Gründe, Pflegeverantwortung abzugeben

- Ich fühle mich mit der medizinischen Versorgung überfordert (der Gesundheitszustand des Gepflegten hat sich sehr verschlechtert).
- Ich kann die Pflege nicht mehr leisten (die Pflegeaufgaben werden immer belastender, z. B. durch die Bettlägerigkeit des Erkrankten, schwierige Ernährung).
- Ich halte die Verhaltensprobleme bzw. Persönlichkeitsveränderungen kaum noch aus; es fällt mir sehr schwer, damit umzugehen (z. B. Aggressivität des Gepflegten).
- Die Betreuungsmöglichkeiten (u. a. Tagespflege, ambulanter Dienst) reichen nicht mehr aus.
- Der Gepflegte ist in seinem Haushalt nicht mehr sicher untergebracht.
- Ich bin selbst zu erschöpft oder krank.
- Ich habe zu wenig Zeit für meine Familie und/oder Beruf.
- Es gibt zu viele Konflikte, die uns beiden bzw. der Familie nicht guttun.
- Meine eigenen Bedürfnisse bzw. Werte bleiben auf der Strecke.
- Es gibt Lebensveränderungen, die mit der Pflege nicht vereinbar sind (z. B. Orts- oder Berufswechsel, Trennung).
- ...

Die Aufgabe der häuslichen Pflege kann für Angehörige auch mit Ängsten und Schuldgefühlen verbunden sein. Ein pflegender Ehemann beschreibt:

Beispiel

Herr V.: „Ich habe Angst, weil man ja auch viel Schlechtes von Pflegeheimen hört. Ich habe Angst, dass sie da nicht so betreut wird, wie sie von mir betreut wird. Sie ist ja im Grunde genommen vollkommen auf mich eingestellt. Vor allen Dingen ist dort alles fremd für sie, gerade nachts, das sind so Dinge, da habe ich noch ein bisschen Angst. Sicherlich wird sie dort auch nicht so gefordert wie von mir. Ich habe Angst, dass sie dann schneller abbaut und sich ihr Zustand verschlechtert. Und wenn ich sie dann hier so im Wohnzimmer sitzen sehe und sie aus dem Fenster in unseren Garten guckt und sich daran erfreut, dann sage ich mir: ‚Halt, stopp! Versuche es noch mal zu Hause'."

Solche Gefühle und Gedanken sind bei dieser schwierigen Entscheidung normal und nachvollziehbar. Es können auch Ängste bestehen, dass aufgrund der finanziellen Situation ein Platz im betreuten Wohnen oder Pflegeheim der eigenen Wahl nicht realisierbar scheint. Dann ist es zunächst wichtig, sich einen genauen Überblick über die finanzielle Situation aktuell und perspektivisch zu verschaffen. Manchmal kann diese Klarheit vor Augen führen, dass die Sorgen unbegründet sind und die finanzielle Situation ausreichend ist. In manchen Fällen ist die finanzielle Lage jedoch tatsächlich schwierig. Hier kann es helfen, sich eine detaillierte Aufstellung zu machen, welche Ausgaben notwendig sind und wo Möglichkeiten zum Sparen vorhanden sind. Welche Ausgaben sind mir besonders wichtig? Auf was kann und möchte ich nicht verzichten, welche Ausgaben sind weniger relevant und verzichtbar? Manchmal ist zunächst das Führen eines Haushaltsbuches hilfreich, um einen präzisen Überblick zu erhalten. Die Inanspruchnahme einer Pflegeberatung zu Leistungen der Pflegeversicherung sowie alternativen lokalen Formen der stationären Pflege zur Entlastung und Pflege (z.B. Pflege-Wohngemeinschaft, Demenz-WG, Pflegeheim) kann sehr nützlich sein.

Das Thema Finanzierung der Pflege und eventuell eines Pflegeheimplatzes betrifft oft auch die ganze Familie, so müssen sich gegebenenfalls Geschwister über das Vorgehen einigen. Gespräche zu diesem Thema können schwierig sein. Manchmal ignorieren andere Familienmitglieder sogar die Belastungen durch die Pflegeaufgaben, um nicht selbst in die Verantwortung genommen zu werden oder sich vor einem „schlechten Gewissen“ zu schützen. Sogar in der eigenen Familie und Verwandtschaft fehlt manchmal die Unterstützung und das Verständnis, daher ist es wichtig, offen und gemeinsam Gespräche über die aktuelle Situation, Anforderungen und Perspektiven zu führen.

Zum Abwägen der Gründe, die für oder gegen eine stationäre Pflege (z. B. Pflegeheim) sprechen, kann eine „Pro- und Kontraliste“ hilfreich sein, auf der notiert wird, was für oder gegen eine stationäre Pflege spricht. Folgende Fragen können hierbei beachtet werden:

- Würde dies meiner Gesundheit guttun?
- Können dadurch belastende Konflikte entschärft werden?
- Können dadurch Gefahren und Risiken im Alltag verringert werden (z. B. Unfälle und Verletzungen, unsachgemäßer Medikamentengebrauch)?
- Würde mein pflegebedürftiger Angehöriger von der professionellen Pflege profitieren?
- Würde mein pflegebedürftiger Angehöriger von den Kontaktmöglichkeiten in der stationären Pflege profitieren?
- Haben ich durch die Abgabe der Pflegeverantwortung mehr Zeit für Dinge, die ich gerne mit meinem pflegebedürftigen Angehörigen machen würde?

Es ist sinnvoll, diesen Entscheidungsprozess nicht zu lange aufzuschieben und gemeinsam mit der betroffenen Person, mit der Familie oder unter Umständen auch allein, gegebenenfalls mit Unterstützung einer professionellen Beratung abzuwägen („*Was könnte mir helfen, klar die Verantwortung zu übernehmen und zu sagen: ‚Ich habe mich jetzt so entschieden*‘?“). Ein andauerndes Hadern mit der Situation ist kräftezehrend und belastend.

6.1 Auswahl und Organisation eines Pflegeheims

Eine Unterbringung im Pflegeheim erfolgt oftmals nach einer akuten Verschlechterung des gesundheitlichen Zustandes des Gepflegten oder nach einer Krisensituation. Dann muss alles schnell geregelt werden, und es bleibt wenig Zeit für eine sorgsame Auswahl. Sehr viel entlastender ist es, wenn notwendige zukünftige Alternativen zur häuslichen Pflege bereits frühzeitig gemeinsam mit der gepflegten Person überlegt und besprochen werden. Dann besteht später, wenn aufgrund der Erkrankung (z. B. Demenz) ein gemeinsames Absprechen nicht mehr möglich ist, mehr Handlungssicherheit. Eine pflegende Tochter äußert:

> **Beispiel**
>
> *Frau T.:* „Da habe ich gedacht, wir hätten damals mit ihm reden müssen und Vorkehrungen treffen sollen. Aber da ist man auch als Kind voller Hemmungen und man weiß nicht recht, wie man es anfangen soll."

Es ist sinnvoll, auch wenn es vielleicht Überwindung kostet, das Thema in der Familie offen und direkt anzusprechen. Dabei kann eventuell zu Beginn erklärt werden, dass dies lediglich vorausschauende Überlegungen sind, falls es aufgrund der Umstände wie eine akute Erkrankung der pflegenden Angehörigen nicht mehr möglich sein könnte, zu Hause zu pflegen.

Bei der Auswahl einer Pflegeeinrichtung ist zu überlegen, welche Kriterien eine passende Wohnform erfüllen sollte. Möglicherweise ist auch ein spezielles Wohnkonzept wie eine stationäre Wohngruppe innerhalb eines Pflegeheims, eine trägergesteuerte oder selbstorganisierte ambulant betreute Wohngemeinschaft (z.B. Demenz-WG, kultursensible Pflege-WG) passend. Erste Informationen sind in Broschüren, dem Internet (z.B. Pflegenavigator der AOK, Pflegelotsen des Verbands der Ersatzkassen [vdek], PflegeFinder der Betriebskrankenkassen [BKK]), der Gemeinde, der Pflegekasse des pflegebedürftigen Angehörigen oder einem Pflegestützpunkt zu finden. Vielleicht haben auch Verwandte oder Freunde Erfahrungen mit einer infrage kommenden Einrichtung der stationären Altenpflege. Im Folgenden sind relevante Aspekte für die Auswahl einer stationären Pflegeeinrichtung zusammengefasst. Ausführliche Checklisten und Informationen zur Auswahl eines Pflegeheims sind auf den Internetseiten der Verbraucherzentrale und der Bundesarbeitsgemeinschaft der Seniorenorganisationen (vgl. Kapitel 8.3.5) dargestellt.

Ein passendes Pflegeheim finden: Mögliche Kriterien

- Ausstattung der gemeinschaftlich genutzten Räume (z.B. Veranstaltungsraum, Garten, Teeküche, Therapieraum)
- Ausstattung der Zimmer oder Appartements (z.B. Balkon, Mitbringen eigener Möbel, Helligkeit)

- Dienstleistungen (z. B. kulturelle Angebote, Gottesdienste, Berücksichtigung individueller Diätwünsche, Essenszeiten, gemeinschaftliche Angebote, Fahrdienst)
- Spezielle Pflegekonzepte (z. B. für Menschen mit Demenz)
- Bewohnermitbestimmung
- Kosten und Finanzierung

Für die infrage kommenden Heime kann ein Besichtigungstermin vereinbart werden, manche Einrichtungen bieten auch ein Probewohnen an. Vielleicht sind auch Angebote der Kurzzeit-, Tages- oder Nachtpflege der jeweiligen Einrichtung eine passende Entlastungsmöglichkeit, sowie auch eine sehr gute Kennenlernmöglichkeit vor einem späteren Umzug. Ein solches Kennenlernen kann für Pflegebedürftige ein erster Schritt sein, die Notwendigkeit einer stationären Pflege zu akzeptieren und Vorurteile abzubauen. Falls kein Heimplatz frei ist oder dieser erst später benötigt wird, besteht die Möglichkeit, sich auf eine Warteliste setzen zu lassen. Gegebenenfalls muss die Zwischenzeit bis zum Freiwerden eines Platzes mit einer anderen (stationären) Versorgung überbrückt werden.

Familiencoach Pflege

Informationen und Anleitungen zum Thema sind im Familiencoach Pflege zu finden unter: https://pflege.aok.de/sich-selbst-nicht-vergessen/ausserhaeusliche-pflege/etwas-passendes-finden

Wenn die Entscheidung zur Pflegeheimunterbringung gefallen ist, kann die Lebensveränderung gemeinsam vorbereitet werden. In vielen Fällen ist der Pflegebedürftige nicht mehr in der Lage, diese Dinge mitzugestalten. Dennoch sollte der Umzug rechtzeitig angesprochen und, so gut es geht, in einem Gespräch darauf vorbereitet werden, auch wenn die Gründe für diesen Schritt vom Pflegeempfänger nicht immer verstanden werden können. Manche Angehörige sorgen sich vor diesem Gespräch, da sie nicht einschätzen können, wie der Betroffene reagiert, oder sie eine negative Reaktion annehmen. In diesem Fall ist es hilfreich, sich vorher genau zu überlegen, wie und wann das Gespräch darüber geführt werden soll. Es kann auch sehr unterstützend sein, vorher mit einem anderen Familienmitglied das Gespräch vorzubereiten und dann gemeinsam darüber zu sprechen.

Die folgenden Fragen helfen, das Gespräch gut vorzubereiten:
- Auf welche Weise könnte ich es gut mitteilen?
- Wie mache ich es verständlich, dass die Pflege zu Hause nicht mehr gut möglich ist und mein pflegebedürftiger Angehöriger in einem Heim besser unterstützt und aufgehoben wäre?
- Wann wäre ein guter Zeitpunkt für das Gespräch? Erst kurz davor, damit mein Angehöriger sich nicht unnötig sorgt oder sehr bald, damit er sich vorab gut an die Situation gewöhnen kann?

6.2 Bewältigung der neuen Lebenssituation

Der Wandel von der häuslichen Pflege zur stationären Versorgung ist sowohl für die Pflegebedürftigen als auch für die meisten pflegenden Angehörigen eine große Veränderung, die gerade anfangs belastend sein kann. Das ganze Ausmaß der Veränderung wird den Angehörigen meist erst mit dem Heimeintritt deutlich. Viele Angehörige berichten, nachdem das pflegebedürftige Familienmitglied in einem Pflegeheim untergebracht ist, Zweifel an der Entscheidung oder auch Einsamkeitsgefühle und Leere aufgrund der Entpflichtung. Eine pflegende Ehefrau äußert:

Beispiel

Frau M.: „Es ist schwer, wenn man immer abends allein sitzt und sinniert und ... es kommt manchmal die Frage auf: ‚War es richtig, oder war es nicht richtig? Hättest du ihn doch noch zu Hause behalten können?', aber es ... es hätte dann nicht lange gedauert, dann hätte ich einen Zusammenbruch gehabt. Das wäre nicht gegangen."

Daher ist es hilfreich, sich schon vorrausschauend mit dieser Situation auseinanderzusetzen. Es kann sein, dass es gut ist, sich die erste Zeit danach mehrere Ruhetage zu gönnen, um sich zu erholen und an den neuen Zustand zu gewöhnen. Langfristig ist es sinnvoll zu überlegen, wie die veränderte Lebenssituation und die neu gewonnene Zeit gestaltet werden können. Auch Überlegungen, die freie Zeit mit Tätigkeiten zu füllen, die persönlich bedeutsam sind, wie beispielsweise berufliche Veränderungen oder ein Ehrenamt, können ein passender Weg sein.

Sehr belastend ist es jedoch, wenn nach der Abgabe der häuslichen Pflege Versagens- und Schuldgefühle quälen. In diesem Fall ist es hilfreich, sich die umfassenden Vorausplanungen und wohlüberlegten Gründe wiederholt klarzumachen. Sich immer wieder zu verdeutlichen, dass die Pflegesituation zu Hause nicht mehr gut weitergeführt werden konnte. Es kann auch sehr entlasten, mit einer nahen Bezugsperson über die schwierige Situation zu sprechen. Sie können sich auch vorstellen, eine gute Freundin oder ein guter Freund hätte diese Entscheidung gefällt: Wie würden Sie darauf reagieren? Wie würden Sie die Freundin bzw. den Freund in der Situation unterstützen?

Für viele Angehörige ist es anfangs sehr schwer und es braucht Zeit, um mit dieser meist ambivalenten Entscheidung umzugehen. Hierbei können auch die Hinweise in Kapitel 4 zum Annehmen von belastenden Lebenserfahrungen oder Entscheidungen sowie die zugehörigen Achtsamkeitsübungen nützlich sein. Innere Klarheit bezüglich der Entscheidung kann entlasten und helfen, die neue Situation anzunehmen. Folgende Überlegungen können hierbei unterstützen:

- Was konnte ich zu Hause wirklich umsetzen und was ist jetzt im Pflegeheim machbar, was zu Hause nicht realisierbar war?
- Möglicherweise sind die verschiedenen geselligen, kulturellen und aktivierenden Angebote im Pflegeheim wohltuend für meinen Angehörigen.
- Möglicherweise kann ich jetzt sogar mehr freudvolle gemeinsame Zeit zusammen verbringen.

Zudem ist der Wechsel in ein Pflegeheim nicht gleichzusetzen mit *„Sich-nicht-mehr-Kümmern“*, sondern unter Umständen ermöglicht die neue Situation sogar *mehr* persönlichen und emotionalen Kontakt und Unterstützung des Pflegebedürftigen. Eine pflegende Tochter beschreibt die neuen, positiven Erfahrungen:

Beispiel

Frau B.: „Ja also vor allen Dingen, dass Sie mir jetzt bewusst gemacht haben, wie intensiv ich diese Freizeit mit meiner Mutter erlebe. Das sind alles Dinge, die mir gar nicht so bewusst waren. Also, dass ich sie hier zwar immer in meiner Nähe hatte, aber trotzdem nichts mit ihr gemacht habe, so intensiv. Diese Erkenntnis, die ist schon ein Stück weit gut. Dass ich jetzt, da meine Mutter im Heim ist, mit ihr im Endeffekt doch sehr viel mehr machen kann als zu Hause. Denn gepflegt wird sie ja sowieso."

Familiencoach Pflege

Weitere Informationen und Anleitungen zum Thema außerhäusliche Pflege sind im Familiencoach Pflege zu finden unter: https://pflege.aok.de/sich-selbst-nicht-vergessen/ausserhaeusliche-pflege

7 Abschied, Tod und Trauer

7.1 Der „lange" Abschied

Der körperliche und geistige Abbau durch Erkrankungen oder Unfälle (z.B. Stürze) bringt sowohl für die Betroffenen als auch deren Angehörige bereits zu Lebzeiten viele Abschiede mit sich. Abschiede von Aktivitäten und bisherigen Selbstverständlichkeiten im Alltag, aber auch von Vorstellungen, Wünschen und Hoffnungen bezüglich der eigenen und gemeinsamen Zukunft. So tritt schmerzlich ins Bewusstsein, dass vieles unwiderruflich nicht mehr möglich sein wird, manches nur noch eingeschränkt in einem begrenzten, oft unsicheren Zeitfenster. Eine pflegende Ehefrau beschreibt die erlebten Verluste folgendermaßen:

Beispiel

Frau R.: „Seit seiner Hirnblutung nach einem Unfall hat mein Mann sein Kurzzeitgedächtnis verloren. Unterhaltungen, wie wir sie immer geführt haben, sind mit ihm seither nicht mehr möglich. Er vergisst alles Gesagte direkt wieder. Wir sind weiterhin fast den ganzen Tag zusammen, aber ein Miteinander wie früher ist es nicht mehr. Dass sein Gedächtnis nie mehr besser werden wird, macht mich schon traurig. Manchmal regt es mich auch auf, wenn ich daran denke, wie alles passiert ist. Mein Mann war immer sehr sportlich. Er hat gerne allen gezeigt, was er in seinem Alter noch alles kann. Es ist ihm nie etwas beim Mountainbiken passiert, obwohl ich da oft Angst um ihn hatte. Nein, es ist hier zu Hause passiert, als er seiner Enkelin Klimmzüge und sonstige Übungen vorgemacht hat. Da hat sich die Stange aus dem Türrahmen gelöst und er ist mit dem Kopf auf den Steinboden gefallen. Das war so unnötig wie noch was, was musste er auch an der alten Stange, die noch von unserem Sohn war, rumturnen. Warum hatten wir die nicht schon längst abgemacht? ... Immerhin ist er immer noch der körperlich Fittere von uns beiden. So können wir zumindest zusammen spazieren gehen. Aber auch das vergisst er wieder. Wenn er dann am selben Tag gleich nochmals spazieren gehen möchte, ist mir das dann zu viel."

Aufgrund solcher Verluste erleben die meisten pflegenden Angehörigen bereits lange vor dem tatsächlichen Tod des Pflegebedürftigen Trauer. Das Empfinden von Trauer ist eine völlig normale Reaktion auf bedeutsame Verluste. Dies gilt in besonderem Maße für Verluste, die mit Menschen zusammenhängen, zu denen wir eine enge Bindung haben oder hatten. Meist werden positive Dinge, die mit der nahestehenden Person verbunden sind, betrauert. Manchmal bedeutet der geistige Abbau oder nahende Tod der gepflegten Person jedoch auch einen Abschied von eigenen, teils lebenslang unerfüllten Wünschen, zum Beispiel der zeitlebens nicht befriedigte Wunsch nach Anerkennung von der pflegebedürftigen Person. In diesem Fall werden somit nicht nur bedeutsame Gemeinsamkeiten, sondern auch nicht gelebte Träume betrauert. Manche Veränderungen oder Verluste können von den Angehörigen auch als entlastend wahrgenommen werden, wenn etwa mit zunehmender Pflegebedürftigkeit negative Verhaltensweisen des Pflegebedürftigen (z. B. verbal verletzendes Verhalten) ganz entfallen oder weniger intensiv bzw. seltener auftreten.

Die Art und Weise, wie die Trauer von pflegenden Angehörigen erlebt wird, folgt keinem Schema, sondern kann sich auf unterschiedlichste Weise zeigen. Intensive Gefühle wie Traurigkeit, Hoffnungslosigkeit, Angst und Schuldgefühle sind genauso möglich wie Wut auf sich selbst oder den Pflegebedürftigen, wie das folgende Beispiel einer pflegenden Angehörigen zeigt:

Beispiel

Frau D.: „Vor seinem Schlaganfall sind mein Mann und ich öfter spontan verreist. Wir hatten zu Beginn meist kein bestimmtes Ziel, sind einfach losgefahren. Jetzt sitzen wir hier in der Wohnung im ersten Stock, kommen mit dem Rollstuhl nicht mal mehr allein die Treppe runter. Mein Mann war immer ein aktiver und attraktiver Mann, jetzt dreht sich alles um seine Toilettengänge. Ich kann das Haus deshalb nur für kurze Zeit verlassen. Oft fällt mir die Decke auf den Kopf und mir ist nur zum Weinen zumute. In solchen Momenten habe ich ihn auch schon angeschrien, wenn er so dasitzt, in sich versunken. Ich erkenne mich dann selbst nicht wieder."

„Trauer" meint nicht nur Traurigkeit, sondern ein Wechselbad aller Gefühle, und kann sich auch in körperlichen Symptomen wie Abgeschlagenheit, Appetitmangel, Verdauungsbeschwerden oder Schlafstörungen ausdrücken. Diese Reaktionen können intensiv oder gering ausgeprägt sein. Die Trauer ist hierbei häufig nicht dauerhaft spürbar, sondern tritt phasenweise, in mehr oder weniger heftigen Wellen oder in Zusammenhang mit bestimmten Momenten oder Ereignissen auf.

So sind die Angehörigen mit der fortschreitenden Erkrankung mit immer neuen Abschieden und der damit verbundenen Trauer konfrontiert. Während manche Erkrankungen über Jahre stabil sein können, verschlechtern sich andere Erkrankungen kontinuierlich. So erleben Pflegende von Menschen mit Demenz ihren Angehörigen zwar körperlich weiterhin anwesend, jedoch geistig und emotional immer mehr in seine eigene Welt entschwindend. Angehörige von Menschen mit Demenz erleben daher oft über Jahre einen fortwährenden Trauerprozess.

Für die Verarbeitung sowohl von plötzlichen als auch von fortschreitenden Verlusten und den damit einhergehenden Veränderungen ist eine bewusste Auseinandersetzung mit der eigenen Trauer hilfreich und bedeutsam. Ein erster wichtiger Schritt ist das Erkennen bzw. Anerkennen der Verluste (vgl. Kasten), möglichst in einer ruhigen, ungestörten Atmosphäre.

Eigene Verluste erkennen: Hilfreiche Fragen

- Was vermisse ich an meinem Angehörigen?
- Was vermisse ich in unserem Miteinander?
- Was vermisse ich in meinem Alltag aufgrund der Erkrankung und Pflege?
- Welche Zukunftspläne muss oder habe ich aufgegeben?
- Welchen Abschied oder Verlust kann ich gut annehmen?
- Welcher Abschied oder Verlust fällt mir schwer anzunehmen?

Antworten auf diese Fragen können Gefühle hervorrufen, die sehr belastend sein können. Manche Angehörige haben Angst, diese Gefühle nicht aushalten zu können, depressiv zu werden oder durch ein Zulassen der Trauer die Kontrolle über ihren ohnehin belastenden Alltag zu verlieren. Sie möchten sich vielleicht von ihrer Trauer ablenken, da es für sie zu schmerzvoll erscheint oder sie denken, dass ihnen die Kraft dafür fehlt. Werden die mit der Trauer einhergehenden Gefühle jedoch längerfristig unterdrückt, belastet dies das körperliche und seelische Gleichgewicht oft weit stärker als ein Zulassen der Trauer.

Familiencoach Pflege

Eine Hörübung zur Begegnung mit der eigenen Trauer ist im Familiencoach Pflege zu finden unter: https://pflege.aok.de/psychische-belastung/abschied-trauer/trauer-bei-demenz (Diese Hörübung wurde für pflegende Angehörige von Menschen mit Demenz entwickelt, kann aber auch von Angehörigen von Menschen mit anderen Erkrankungen genutzt werden.)

Für diese Momente des Annehmens der Verluste und Trauer sowie der Würdigung des mit dem Pflegebedürftigen gemeinsam Erlebten, können passende Rituale wie eine bestimmte Musik, ein bestimmter Ort (z. B. in der Natur) oder eine (gemeinsame) positive Erinnerung unterstützen. Manche pflegende Angehörige und gepflegte Personen betrauern still den Verlust ihres früheren gemeinsamen Lebens, ohne je miteinander darüber zu sprechen. Das Ansprechen eigener Wünsche und Gefühle kann jedoch beim gegenseitigen Verständnis und der Verarbeitung der Verluste helfen.

Für viele pflegende Angehörige ist ein Gespräch über ihre eigenen Gefühle und ihre Trauer mit der pflegebedürftigen Person aufgrund deren Erkrankung (z. B. Demenz) oder auch einer zeitlebens schwierigen Beziehung nicht möglich. Hier können spezielle Rituale unterstützen, wie das Verfassen von Briefen an die pflegebedürftige Person, die zwar nie abgeschickt werden, aber dennoch dabei helfen, die eigenen Gedanken und Gefühle zum Ausdruck zu bringen. Gleiches gilt für den Austausch mit anderen vertrauten Personen oder Menschen in einer ähnlichen Situation (z. B. Selbsthilfegruppe). Durch einen solchen Austausch können zudem bestehende soziale Kontakte gestärkt oder sogar neue, wertvolle Kontakte geknüpft werden. Für pflegende Angehörige, die sich über lange Zeit in einem Trauerprozess befinden, bietet Kapitel 5 Anregungen zur Selbstfürsorge.

7.2 Letzte Lebensphase

Sofern der Tod der pflegebedürftigen Person nicht unerwartet erfolgt, kann die letzte Phase vor dem Tod erneut Herausforderungen und Belastungen mit sich bringen. Es rückt nicht nur der endgültige Abschied näher, oft muss die pflegerische und medizinische Versorgung in der Sterbephase angepasst und gegebenenfalls ein alternativer Sterbeort außerhalb der Häuslichkeit organisiert werden (z.B. Hospiz, Pflegeheim, Palliativstation in einem Krankenhaus). Nicht selten müssen solche Entscheidungen kurzfristig, zum Beispiel nach einer akutmedizinischen Behandlung im Krankenhaus erfolgen.

Wenngleich die Sterbephase oft anders verläuft als vorab gedacht und geplant, kann es dennoch hilfreich sein, Wünsche zum Sterbeort, zur Begleitung und zur medizinischen Behandlung (z.B. lebenserhaltende Maßnahmen) schon zu einem möglichst frühen Zeitpunkt mit dem Pflegebedürftigen zu besprechen. Ein offener Austausch hierüber schafft Klarheit und gibt den Angehörigen eine Orientierung für den Fall, dass die pflegebedürftige Person in der Sterbephase keine eigenen Entscheidungen mehr treffen kann. Sofern vorliegend sollte in diesem Zusammenhang auch die Aktualität und Vollständigkeit der Patientenverfügung überprüft werden. Das Vorliegen einer Vorsorgevollmacht und gegebenenfalls einer Betreuungsverfügung klärt die Zuständigkeiten und erleichtert den bevollmächtigten Personen gegebenenfalls Entscheidungen im Sinne des Pflegebedürftigen zu treffen (vgl. Kapitel 8.6). Bei Fragen zu Patientenverfügung und Vollmachten sowie bei der Auswahl und Inanspruchnahme von speziellen Leistungen der palliativen Versorgung eines Angehörigen berät und unterstützt die Hospiz- und Palliativberatung (vgl. Kapitel 8.1.6).

Anspruch auf teilweise oder vollständige Freistellung für Angehörige

Auch wenn die Begleitung eines nahen Angehörigen in der letzten Lebensphase nicht zu Hause, sondern zum Beispiel in einem Hospiz erfolgt, haben Beschäftigte einen Anspruch auf eine maximal dreimonatige sozialversicherte teilweise oder vollständige Freistellung („Pflegezeit ohne Lohnfortzahlung"). Dieser Anspruch gilt für alle Pflegegrade, jedoch nur gegenüber Arbeitgebern mit mehr als 15 Beschäftigten (vgl. auch Kapitel 8.4 und www.wege-zur-pflege.de).

Während für manche die letzte Lebensphase des gepflegten Angehörigen ein erlösender Abschluss eines oft jahrelangen Abschieds bedeutet, empfinden andere in dieser Phase erstmals Trauer um den bevorstehenden Verlust. Eine gemeinsame Auseinandersetzung mit dem bevorstehenden Tod hilft pflegenden Angehörigen oft auch bei ihrer späteren eigenen Trauerverarbeitung. Eine Voraussetzung hierfür ist jedoch die Bereitschaft und Fähigkeit beider, sich auf einen solchen Austausch einzulassen. Manche Angehörige oder auch Pflegebedürftige sprechen dagegen lieber nicht miteinander über den Tod, weil sie zum Beispiel Angst vor ihren damit verbundenen Gefühlen haben oder befürchten, ihren Angehörigen damit zu belasten. Häufig ist ein verbaler Austausch aufgrund der Erkrankung auch nicht mehr möglich. Eine Unterstützung nicht nur in praktischen Fragen der Versorgung, sondern auch in der emotionalen Begleitung während der Sterbephase bieten Dienste zur spezialisierten ambulanten Palliativversorgung, Palliativdienste oder auch die ambulante Hospizarbeit (vgl. Kapitel 8.2.9).

Teilweise sind pflegende Angehörige in dieser letzten Lebensphase auch mit dem Wunsch des Pflegebedürftigen nach einem vorzeitigen Lebensende konfrontiert. Mögliche Gründe hierfür können unterschiedlich sein (z. B. starke Schmerzen, der Wunsch, anderen nicht zur Last zu fallen, die Angst vor dem Verlust der Kontrolle oder einer weiteren Verschlechterung der Symptome). Auch in diesem Fall bieten die genannten Dienste neben einer empathischen psychosozialen Begleitung der sterbenden Person und ihrer Angehörigen eine Unterstützung bei der palliativmedizinischen Versorgung (z. B. Leidenslinderung durch Sedierung) oder im Hinblick auf schwierige Entscheidungen (z. B. Beendigung von lebensverlängernden Behandlungsmaßnahmen) an.

Sterben ist ein Teil des Lebens und ist, wie jeder Mensch, in höchstem Maße individuell. So können die Wünsche der sterbenden Person und das Erleben der Angehörigen äußerst verschieden sein, wie die folgenden Beispiele zeigen. Ein Angehöriger berichtet:

Beispiel

Herr F.: „Meine Frau hatte trotz aller Medikamente aufgrund ihrer Krebserkrankung große Schmerzen. Sie wollte deshalb zum Sterben lieber ins Hospiz gehen. Es war für mich zunächst gar nicht so einfach zu akzeptieren, dass sie dachte, dass sie in der fremden

Umgebung ihre Schmerzen besser aushalten und loslassen kann. Wir hatten immer alles gemeinsam gemacht und jetzt wollte sie nicht zu Hause sterben. Meine Tochter und ich waren bis zu ihrem Tod täglich für kürzere Besuche bei ihr im Hospiz. Ich habe dann schon gesehen, dass sie sich zwar immer freute, wenn einer von uns zu Besuch kam, sie aber jeder Kontakt auch sehr anstrengte. ... Sehr geholfen hat mir das Hospizteam, das einerseits immer die Bedürfnisse meiner Frau im Auge hatte, aber in Gesprächen auch mich in meinem Schmerz und meiner Trauer gesehen hat."

Eine Angehörige beschreibt:

Beispiel

Frau N.: „Mein Mann ist zu Hause gestorben. Ich habe in seinen letzten Lebenswochen nochmals all meine Kräfte mobilisiert und alles gegeben, um ihn zu pflegen. Unterstützt wurde ich lediglich durch einen Pflegedienst und den Hausarzt. ... Ich bin in den Wochen sicherlich über meine Grenzen gegangen und war nach seinem Tod erst einmal total erschöpft. ... Ich würde jedoch alles nochmals so machen und bin so froh, dass ich in diesen letzten Tagen immer bei ihm sein konnte. Für ihn war dies auch der bestmögliche Ort des Sterbens und Abschieds."

7.3 Trauer nach dem Tod

Pflegende Angehörige, die sich bereits zu Lebzeiten mit den Verlusten auseinandergesetzt haben, erleben nach dem Versterben manchmal keine oder weniger Trauergefühle als Angehörige, die der Trauer weniger Raum gegeben haben. Dies ist nicht verwunderlich, da bereits während der Pflegesituation ein Teil der Trauer verarbeitet wurde. Ob und in welchem Ausmaß man sich auf den Tod des pflegebedürftigen Angehörigen vorbereiten möchte, ist eine ganz persönliche Entscheidung. In der Regel ist es hilfreich, sich frühzeitig mit dem bevorstehenden Tod des zu Pflegenden zu befassen, denn dann ist es möglich, sich schrittweise vorzubereiten und vorausschauend Unterstützung zu organisieren.

Nach dem Tod des Familienmitglieds können Rituale helfen, sich einen festen zeitlichen Rahmen und Raum für das eigene Trauern zu geben. Dieses Ritual kann je nach Person sehr verschieden sein, zum Beispiel, eine bestimmte Zeit am Tag oder in der Woche Musik hören, die eine persönliche Bedeutung oder Bezug zum Verstorbenen hat, Fotos ansehen, einen Brief oder Gedanken an den Verstorbenen schreiben oder das Grab besuchen. Eine Angehörige beschreibt:

Beispiel

Frau S.: „Es gibt so ein wunderschönes Lied, das sehr traurig und berührend ist und mir hilft."

Das bewusste Erinnern und Abschiednehmen erhält so einen bestimmten Rahmen, der das Ausdrücken der damit verbundenen Gedanken und Gefühle erleichtern kann. Gleichzeitig ergibt sich dadurch eine selbst gegebene Begrenzung, sodass es danach leichter möglich ist, sich auch wieder anderen Dingen, die neue Kraft geben können, zuzuwenden. Auch in traurigen Lebensabschnitten sind Momente der Freude möglich und sehr wertvoll.

Wenn dies gelingt, kann der Verstorbene einen festen Platz im Leben behalten, ohne das eigene Leben vollständig einzunehmen. Mit der Zeit kann dann wieder Raum entstehen für neue Kontakte und/oder das Anknüpfen an bestehende Beziehungen. Insgesamt ist es wichtig, sich zu überlegen, wie das Leben nun neu und verändert gestaltet werden möchte. Eine Angehörige beschreibt:

Beispiel

Frau J.: „Ich habe mir noch zu Lebzeiten meines Mannes eine Liste mit den Dingen gemacht, die ich machen möchte, wenn mein Mann verstorben ist. Ich möchte zum Beispiel mal wieder verreisen, am liebsten ans Meer. Ich habe schon eine Freundin gefragt, ob sie mitkommt. Auch würde ich gern einen Sprachkurs besuchen und mein Italienisch auffrischen. Vielleicht mich ehrenamtlich engagieren, am liebsten ab und zu mit Kindern spielen und etwas unternehmen, es gibt bei uns so einen ‚Oma-Dienst' ..."

Insbesondere in Zeiten der Trauer ist es besonders wichtig, an die eigene Selbstfürsorge zu denken. Hierzu gehört zum Beispiel, gut für sich zu sorgen, Hilfe von Freunden und der Familie in Anspruch zu nehmen oder sich auch einmal versorgen zu lassen. Es ist wichtig, sich diese Unterstützung zu erlauben. Wenn die Trauer sich mit der Zeit intensiviert oder unverändert anhält, können Angebote wie Trauer- und Lebenscafés, Trauerspaziergänge oder psychologische Unterstützung beim Umgang mit dem Verlust helfen. Viele Trauernde sind oft unsicher, wie lange man trauern darf. Bei dieser Frage ist es wichtig, sich zu vergegenwärtigen, dass die Zeitdauer der Trauer nach dem Tod sehr individuell ist und man sich von gesellschaftlichen Vorgaben („Jetzt musst du aber mal darüber hinwegkommen!") nicht verunsichern und leiten lassen sollte.

8 Beratung und Unterstützung

Die Organisation der häuslichen Pflege und auch der eigenen Entlastung erfordert in der Regel ein spezifisches Wissen, das sich pflegende Angehörige einholen oder auch erarbeiten müssen. Neben rechtlichem und krankheitsspezifischem Wissen gehört hierzu auch ein Überblick zu den vor Ort verfügbaren Hilfen und Dienstleistungen. Auch professionellen Pflegekräften fällt es oft nicht leicht, selbst in der eigenen Region den Überblick zu behalten. Das Einholen von Informationen und die Inanspruchnahme von Beratung durch die jeweiligen Fachpersonen und Fachberatungsstellen ist deshalb sowohl in der Planung der Pflege als auch bei Pflege-Krisen in der Regel unerlässlich und meist sehr hilfreich. Abbildung 9 gibt einen Überblick über die Möglichkeiten der Beratung und Unterstützung, die in den folgenden Kapiteln ausführlicher vorgestellt werden.

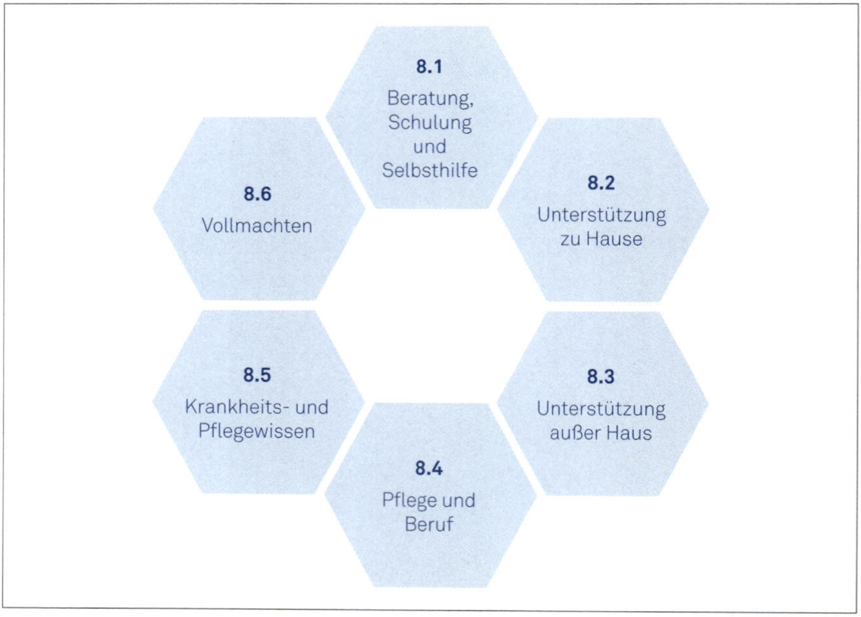

Abbildung 9: Beratung und Unterstützung – Kapitelüberblick

8.1 Beratung, Schulung und Selbsthilfe

8.1.1 Pflegeberatung (§ 7a SGB XI)

Die Pflegeberatung informiert und hilft bei der Auswahl, Inanspruchnahme und Koordination von Unterstützungsangeboten. Hierzu zählen zum Beispiel lokal verfügbare Hilfen, Leistungen der Pflegekassen, Fragen zu Vollmachten, Gesundheitsfürsorge und Rehabilitation sowie zu Leistungen, die der Entlastung pflegender Angehöriger oder der besseren Vereinbarkeit von Pflege und Beruf dienen. Bei Bedarf vermittelt die Pflegeberatung weitergehende spezifische Beratungs- oder Schulungsangebote (z. B. Wohnraumberatung, Pflegekurs).

Einen Anspruch auf eine kostenlose Pflegeberatung haben alle Personen, die Leistungen von der Pflegeversicherung erhalten, Leistungen beantragt oder erkennbar einen Hilfe- und Beratungsbedarf haben. Eine Pflegeberatung erfolgt entweder durch einen Pflegeberater der Pflegekasse des Pflegebedürftigen, an einem Pflegestützpunkt oder einem von der Kasse beauftragten Dienstleister. Privat versicherte Personen werden durch die Pflegeberater von „compass" beraten (www.compass-pflegeberatung.de). Die Pflegeberatung findet auf Wunsch in der häuslichen Umgebung statt. Sie kann mit Einverständnis der pflegebedürftigen Person auch gegenüber Angehörigen oder anderen Personen erfolgen.

Hinweis

Die Pflegekasse des Pflegebedürftigen, die Gemeinde oder die Stadt informiert über den nächstgelegenen Pflegestützpunkt. Im Internet sind die Adressen der Pflegestützpunkte aufgeführt unter www.zqp.de/beratung-pflege.

8.1.2 Beratungsbesuche (§ 37.3 SGB XI)

Pflegebedürftige, die ausschließlich von ihren Angehörigen oder anderen Personen gepflegt werden, keinen professionellen Pflegedienst (Pflegesachleistungen) in Anspruch nehmen und Pflegegeld beziehen, müssen regelmäßig Beratungsbesuche abrufen (Pflegegrad 1: keine Beratungsbesuche; Pflegegrad 2 bis 3: halbjährlich; Pflegegrad 4 bis 5: vierteljährlich). Die verpflichtenden Besuche erfolgen meist durch Pflegekräfte von ambulanten Pflegediensten oder anerkannten Beratungsstellen mit nachgewiesener pflegefachlicher Kompetenz, die von der Pflegekasse beauftragt werden. Die regelmäßigen Beratungen geben Hilfestellung und praktische pflegefachliche Unterstützung bei der Pflege und helfen dadurch, die Qualität der häuslichen Pflege zu sichern. Bezieher von Pflegesachleistungen (unabhängig vom Pflegegrad) und Personen mit Pflegegrad 1, für die die Beratungsbesuche nicht verpflichtend sind, können Beratungsbesuche auf Wunsch halbjährlich bei der Pflegekasse des Pflegebedürftigen abrufen.

8.1.3 Pflegekurse und -schulungen (§ 45 SGB XI)

Je nach Erkrankung der pflegebedürftigen Person verlangt deren Pflege und Betreuung oft viel pflegerisches Wissen, worauf die wenigsten pflegenden Angehörigen vorbereitet sind. Wie unterstütze ich meinen Angehörigen am besten beim Gang auf die Toilette? Wie vermeide ich unnötige Schmerzen und Komplikationen in der Pflege? Wie entlaste ich meinen Rücken, wenn ich meinem Angehörigen beim Umsetzen helfe? Wie wasche ich meinen Angehörigen im Bett? Für all diese Fragen sind Schulungen zur Pflege eine wichtige Hilfe. Diese von der Pflegekasse bezahlten Schulungen finden in Kursen, Online-Schulungen oder auf Wunsch im häuslichen Umfeld statt. Neben pflegepraktischen Fragen werden auch Möglichkeiten eines guten Umgangs mit den eigenen Kräften besprochen. Informationen zu Pflegekursen und -schulungen können bei der Pflegekasse des Pflegebedürftigen erfragt werden.

8.1.4 Kommunale und sonstige Fachberatungsstellen

Auf kommunaler Ebene gibt es meist noch weitere kostenlose Beratungsmöglichkeiten mit guter lokaler Vernetzung, von denen pflegebedürftige Menschen und deren Angehörige profitieren können.

Hierzu zählen beispielsweise Beratungs- und Servicestellen für ältere Menschen und deren Angehörige oder gerontopsychiatrische Beratungsstellen und Dienste, die ältere Menschen mit Demenz oder psychischen Erkrankungen (z. B. Depression) und deren Angehörige beraten. Einen Überblick über Beratungsmöglichkeiten für Menschen mit Demenz und deren Angehörige (Beratungsstellen, Gedächtnissprechstunden) gibt die Deutsche Alzheimer Gesellschaft e. V. unter www.deutsche-alzheimer.de/adressen.

8.1.5 Wohnraumberatung

Ist die Pflege oder Mobilität des Pflegebedürftigen stark durch bauliche Barrieren in der Wohnung oder im Haus beeinträchtigt, kann eine spezielle Wohnraumberatung hilfreich sein. Diese berät zu Wohnungsanpassung und barrierefreiem Wohnen, Kosten und möglichen Zuschüssen durch die Pflegeversicherung des Pflegebedürftigen.

Die Wohnraumberatung berät auch zu Anpassungen für mehr Sicherheit zu Hause. Hierzu zählen zum Beispiel Anpassungen zur Sturzprävention (z. B. Beseitigung von Stolperfallen, Installation einer ausreichenden und ggf. automatischen Beleuchtung) oder Sicherheitsmaßnahmen zum Beispiel für alleinlebende Menschen mit Demenz (z. B. Herdsicherungssystem). Manche Wohnraumberatungsstellen bieten eine spezielle digitale Wohnraumberatung zu technischen Assistenzsystemen und Produkten an.

Grundlegende Auskünfte zur Wohnraumanpassung oder Maßnahmen zur Sicherheit bieten die Pflegeberatung (vgl. Kapitel 8.1.1), die Beratungsstellen der kommunalen Altenberatung oder die Pflegekasse des Pflegebedürftigen an. Diese geben auch Auskunft zur nächstgelegenen Wohnberatungsstelle.

Die Kosten für eine Wohnraumberatung sind unterschiedlich geregelt: Eine solche Beratung kann kostenlos (teilweise nur die Erstberatung) oder kostenpflichtig sein. Erkundigen Sie sich deshalb immer im Voraus über die genauen Bedingungen.

8.1.6 Hospiz- und Palliativberatung (§ 39b SGB V)

In der letzten Lebensphase, die Monate und teilweise noch länger dauern kann, nehmen die Einschränkungen der gepflegten Person und damit der Pflegebedarf meist immer mehr zu. In dieser Phase müssen die Pflege, die Begleitung und die medizinische Versorgung oft kontinuierlich angepasst und gegebenenfalls schwierige Entscheidungen getroffen werden (z. B. Behandlung, Sterbeort). Für diese Situation haben alle Versicherten einen Anspruch auf eine Hospiz- und Palliativberatung. Informationen zur Hospiz- und Palliativberatung gibt die Pflegekasse des Pflegebedürftigen.

8.1.7 Austausch mit anderen pflegenden Angehörigen und ehrenamtliche Begleitung

Geleitete Gesprächsgruppen oder Selbsthilfegruppen für pflegende Angehörige sind eine gute Möglichkeit, sich auszutauschen, praktische Informationen und Tipps zu bekommen oder Kontakt mit Menschen zu knüpfen, die sich in einer ähnlichen Situation befinden. Entsprechende Angebote gibt es vonseiten unterschiedlichster Träger. Teilweise richten sich diese an pflegende Angehörige von Menschen mit bestimmten Erkrankungen, teilweise an die von der Krankheit Betroffenen oder an beide zusammen.

Hilfsangebote vor Ort finden

Die Pflegekasse des Pflegebedürftigen, die Pflegeberatung, Pflegestützpunkte, Fachabteilungen von Kliniken (z. B. Gedächtnissprechstunde) sowie die Gemeinden informieren zu Angeboten vor Ort. Im Internet finden Sie Adressen, wie zum Beispiel auf der Seite der Deutschen Alzheimer Gesellschaft e. V. (www.deutsche-alzheimer.de/adressen), der Stiftung Deutsche Schlaganfall-Hilfe (www.schlaganfall-hilfe.de) oder der Interessenvertretung und Selbsthilfe pflegender Angehöriger e. V. „wir pflegen!" (www.wir-pflegen.net). Mittlerweile gibt es auch Angebote der digitalen Selbsthilfe (z. B. www.wir-pflegen.net/pflegende-angehoerige/in-kontakt-app-fuer-pflegende-angehoerige).

8.1.8 Psychotherapie

Eine ambulante Psychotherapie dient zur Behandlung von psychischen Krankheiten (z. B. Depression, Angststörung, Schlafstörung) oder psychisch (mit-)bedingten körperlichen Krankheiten (z. B. chronische Schmerzen). In regelmäßigen therapeutischen Gesprächen über einen längeren Zeitraum setzt sich der Klient mit seinen Problemen aktiv auseinander und versucht dadurch, das seelische Leid zu vermindern und neue Wege im Umgang mit Belastungen und Symptomen zu finden. Psychotherapien erfolgen durch ärztliche oder psychologische Psychotherapeuten unterschiedlicher Fachrichtungen (Verhaltenstherapie, systemische Therapie, tiefenpsychologisch fundierte Psychotherapie, Psychoanalyse). Neben klassischen Einzelbehandlungen bei niedergelassenen Psychotherapeuten oder in Ambulanzen werden im Rahmen der psychotherapeutischen Versorgung zusätzlich Akutbehandlungen, Gruppentherapien sowie Psychotherapien als Videosprechstunde angeboten. Psychotherapien sind bei entsprechender Diagnose eine Leistung der gesetzlichen Krankenkasse.

In der psychotherapeutischen Sprechstunde, die von allen Psychotherapeuten mit kassenärztlicher Zulassung angeboten wird, kann man gemeinsam herausfinden und besprechen, ob eine Psychotherapie die richtige Behandlungsform ist.

Hinweis

Weitere Informationen und Adressen von niedergelassenen ärztlichen und psychologischen Psychotherapeuten sind für die jeweilige Region unter www.116117.de/de/psychotherapie.php zu finden.

8.1.9 Schnelle Hilfe bei einer akuten psychischen Krise

Jeder Mensch kann in eine akute psychische Krise geraten. Die Ursachen können dabei unterschiedlich sein. In einem solchen Notfall sollte man sich nicht scheuen, sofort eine Hilfe zu kontaktieren. Hierzu zählen:

- Hausarzt (außerhalb der Sprechzeiten den ärztlichen Bereitschaftsdienst unter der bundesweiten Telefonnummer 116 117).
- Anonyme und kostenlose Beratung über die Telefonseelsorge. Diese ist rund um die Uhr bundesweit unter diesen Telefonnummern erreichbar: 0800 1110111 oder 0800 1110222. Weitere Informationen finden Sie unter www.telefonseelsorge.de.
- Anonyme und kostenlose Beratung für Kinder und Jugendliche. Das Kinder- und Jugendtelefon ist bundesweit unter dieser Telefonnummer erreichbar: 116 111. Weitere Informationen, auch zum Elterntelefon und zur Online-Beratung, finden Sie unter www.nummergegenkummer.de.

- Adressen und Telefonnummern von kommunalen Kriseninterventionsdiensten und sozialpsychiatrischen Diensten sind über die Homepage der jeweiligen Gemeinde oder das Gemeindeamt zu erfahren.
- Für Situationen in der Pflege, in denen Angst vor Gewalt durch den Pflegebedürftigen besteht oder es zunehmend schlechter gelingt, eigene Aggressionen gegenüber der pflegebedürftigen Person zurückzuhalten, gibt es lokal spezielle Pflege-Nottelefone. Deren Telefonnummern sind zu finden unter www.zqp.de/angebot/krisentelefone.

Hinweis

Wenn Sie sofort persönliche Hilfe benötigen, können Sie jederzeit in die Notaufnahme einer Klinik mit psychiatrischer Abteilung oder Ambulanz gehen. Adressen finden Sie unter: www.deutsche-depressionshilfe.de (Stichwort: „Wo finde ich Hilfe“). Bei Lebensgefahr (z.B. akuten Selbstmordgedanken) rufen Sie den Rettungsdienst (112) oder die Polizei (110).

8.2 Unterstützung zu Hause

8.2.1 Pflegerische Hilfe

Ein ambulanter Pflegedienst unterstützt bei der Pflege zu Hause. Hierbei wird zwischen körperbezogenen Pflegeleistungen und der Behandlungspflege unterschieden. Zu körperbezogenen Pflegeleistungen gehört die Unterstützung bei der Körperpflege, beim An- und Auskleiden, beim Essen oder bei der Darm- und Blasenentleerung. In Abhängigkeit vom Pflegegrad werden die Kosten eines anerkannten Pflegedienstes bzw. einer anerkannten selbstständigen Pflegefachkraft hierfür bis zu den gesetzlich festgelegten Obergrenzen von den Pflegekassen übernommen.

Die Behandlungspflege ist dagegen ein Teil der medizinischen Versorgung und wird vom Arzt rezeptiert. Hierzu zählen Leistungen wie die Medikamentengabe, Wundversorgung, Blutdruck- und Blutzuckerkontrolle, der Verbandswechsel oder das An- und Ausziehen von Kompressionsstrümpfen. Die Behandlungspflege wird immer von examinierten Pflegefachkräften übernommen.

8.2.2 Hauswirtschaftliche Hilfen

Zu den hauswirtschaftlichen Hilfen zählen unter anderem Leistungen wie Einkaufen, Kochen, Abwaschen, Putzen oder das Waschen von Wäsche, Müllentsorgung, kleinere einfache Reparaturen, Begleitung beim Arztbesuch oder Spaziergang. Diese Leistungen werden in der Regel nach Stundensätzen abgerechnet. Neben ambulanten Pflegediensten gibt es weitere von den Pflegekassen anerkannte Anbieter von haushaltsnahen Dienstleistungen (z.B. Nachbarschaftshilfen). Beim nächstgelegenen Pflegestützpunkt oder bei der Pflegekasse sind Informationen zu Erstattungsmöglichkeiten und deren Voraussetzungen im Rahmen der gesetzlichen Pflegeversicherung zu erhalten.

„Wohnen für Hilfe"

Für Menschen, die ungenutzte Zimmer oder eine leerstehende Einliegerwohnung haben, ist unter Umständen eine Wohnpartnerschaft von Interesse. Beim sogenannten „Wohnen für Hilfe" wird einer zimmersuchenden Person (in der Regel ein Student oder eine Studentin) Wohnraum gegen hauswirtschaftliche Hilfeleistungen zur Verfügung gestellt. Ein Verzeichnis der Städte und Landkreise, in denen die Vermittlung und Begleitung von „Wohnen für Hilfe" angeboten wird, sind zu finden unter www.wohnenfuerhilfe.info.

8.2.3 Besuche, Betreuung und Begleitung

Neben pflegerischen und hauswirtschaftlichen Hilfen gibt es Hilfen zur regelmäßigen Betreuung und Begleitung (z.B. Vorlesen, Spiele spielen, Gespräche, Spazieren gehen oder Begleitung bei einem Termin). Diese Hilfen dienen der Aufrechterhaltung sozialer Kontakte und dem Wohlbefinden des Pflegebedürftigen sowie der stundenweisen Entlastung der Angehörigen. Hierfür werden von Pflegediensten, Besuchsdiensten oder Helferkreisen sogenannte Alltagsbegleiter, Betreuungsassistenten oder Ehrenamtliche vermittelt. Wichtig zu wissen ist, dass Hilfen zur Betreuung keine pflegerischen oder hauswirtschaftlichen Tätigkeiten übernehmen. Erkundigen Sie sich bei der Pflegekasse des Pflegebedürftigen, einem Pflegestützpunkt oder einer kommunalen Beratungsstelle nach anerkannten Anbietern, deren Kosten und die Möglichkeiten der (Teil-)Finanzierung durch die Pflegekasse.

Eine Begleitung und Unterstützung von pflegenden Angehörigen durch Gespräche, Mitdenken, Trösten und Mitfühlen bietet das „Netzwerk Pflegebegleitung“, ein bundesweiter Zusammenschluss von Organisationen, Professionellen und Ehrenamtlichen (https://pflegebegleiter.de).

8.2.4 Ausländische Haushalts- und Betreuungskräfte

Für Pflegebedürftige mit einem hohen Bedarf an Betreuung und Unterstützung ist die Anstellung von ausländischen Haushalts- und Betreuungskräften unter Umständen die einzige Möglichkeit, weiterhin in ihrer häuslichen Umgebung zu wohnen.

Die in der Regel von Agenturen vermittelten Personen werden unter Begriffen wie „24-Stunden-Betreuung“ oder „24-Stunden-Pflege“ beworben. Dies ist insofern irreführend, da eine solche Beschäftigung den in Deutschland geltenden gesetzlichen Regelungen zu Arbeitszeit und Arbeitsschutz widerspricht. Vermittlungsagenturen können sich auf die Einhaltung von definierten Rahmenbedingungen wie fairen Arbeitsbedingungen und Transparenz verpflichten und seit 2021 nach DIN SPEC 33454 zertifizieren lassen.

Weitere Informationen und Checklisten zur Organisation und Anstellung ausländischer Haushalts- und Betreuungskräfte in Privathaushalten sind zu finden unter www.verbraucherzentrale.de (Stichwort: „Ausländische Betreuungskräfte“).

8.2.5 Mittagstische und Mahlzeitendienste

Für mobile Personen sind Mittagstische, die zum Beispiel von Begegnungsstätten, Kirchengemeinden oder Pflegeeinrichtungen angeboten werden, eine gute Möglichkeit, in Gesellschaft Mittag zu essen und neue Kontakte zu knüpfen.

Mahlzeitendienste (auch „Essen auf Rädern“ oder „Menüservice“ genannt) liefern das Essen direkt nach Hause. Verschiedene Kostformen (z.B. Diätkost, kulturspezifische Gerichte) werden entweder warm oder zum Aufwärmen täglich oder als tiefgekühlte Menüs in größeren Abständen geliefert. Die Kosten für Mahlzeitendienste müssen privat getragen werden, mögliche Zuschüsse für Menschen mit geringem Einkommen werden durch Sozial- und Grundsicherungsämter regional unterschiedlich geregelt.

8.2.6 Hilfsmittel und Pflegehilfsmittel

Hilfsmittel sollen den Erfolg einer Krankenbehandlung sichern und Einschränkungen durch Behinderungen ausgleichen oder vorbeugen. Hilfsmittel sind zum Beispiel Rollatoren, Rollstühle, Inkontinenzhilfen oder Toilettensitzerhöhungen. Medizinisch notwendige Hilfsmittel können vom Arzt rezeptiert werden.

Von den Hilfsmitteln werden die Pflegehilfsmittel unterschieden, die zur Erleichterung der Pflege (z.B. Pflegebett) und zur selbstständigen Lebensführung (z.B. Hausnotruf) dienen. Neben solchen technischen Pflegehilfsmitteln gibt es noch zum Verbrauch bestimmte Hilfsmittel (z.B. Desinfektionsmittel, Einmalhandschuhe). Weitere Informationen zur Verordnungsfähigkeit von Pflegehilfsmitteln sind beim Hausarzt oder der Pflegekasse des Pflegebedürftigen erhältlich.

8.2.7 Hausnotruf und digitale Assistenzsysteme

Ein Hausnotrufsystem besteht meist aus einem Notfallknopf mit Sender, der wahlweise an einem Armband oder einer Halskette getragen wird, und einem an das Telefonnetz angeschlossenen Hausnotrufgerät mit Sprechanlage. Beim Auslösen des Alarms wird eine Verbindung zur Notrufzentrale hergestellt. Diese informiert je nach Situation Verwandte, Nachbarn, den Pflegedienst des Pflegebedürftigen, den Rettungsdienst oder Notarzt. Hausnotrufsysteme werden für eine Monatsgebühr gemietet. Unter bestimmten Voraussetzungen übernimmt die Pflegekasse des Pflegebedürftigen eine festgelegte monatliche Pauschale. Hierzu muss ein entsprechender Antrag bei der Pflegekasse gestellt werden.

Neben dem Hausnotruf gibt es mittlerweile weitere digitale Assistenzsysteme oder Pflegehelfer, die die Sicherheit im häuslichen Umfeld erhöhen (z.B. Türkommunikation, Herdüberwachung mit Abschalteinrichtung, Wasserleckmelder, Lichtsteuerung, Rauch- und Brandmelder, Unfallerkennung, Gesundheitsmonitoring, elektronischer Pillenspender). Diese können teilweise als kostenpflichtige Zusatzleistungen mit einem Hausnotrufsystem kombiniert werden (vgl. Kapitel 8.1.5).

Hinweis

Weitere Informationen zu Hausnotsystemen, Auswahl und Verträgen sind zu finden unter www.verbraucherzentrale.de (Stichwort: „Hausnotrufsysteme") und www.deutsche-alzheimer.de (Broschüre: Tablets, Sensoren und Co).

8.2.8 Wohnraumanpassung

Die meisten Wohnungen sind nicht für die Bedürfnisse von Pflegebedürftigen ausgestattet. Mit Umbaumaßnahmen können jedoch in gewissem Umfang Barrieren abgebaut werden. Hierunter fallen sowohl Baumaßnahmen innerhalb der Wohnung (z. B. Türverbreiterung, bodengleicher Zugang in die Dusche, Bodenbelag, Beseitigung von Schwellen, Treppenlift, Beleuchtung) als auch Baumaßnahmen außerhalb der Wohnung (z. B. beidseitiger Handlauf im Treppenhaus, Rampe). Die Wohnraumberatung informiert zu individuellen Möglichkeiten der Anpassung der Wohnung und über mögliche Zuschüsse (vgl. Kapitel 8.1.5).

8.2.9 Ambulante Hospizdienste

Viele Menschen möchten zu Hause in ihrer vertrauten Umgebung sterben. Sofern dies mit Blick auf die Erkrankung und die örtliche medizinische Versorgung möglich ist, erfordert die häusliche Begleitung und Pflege von Menschen in der letzten Lebensphase ein gutes Zusammenspiel aller Hilfen. Neben Pflegediensten unterstützen ambulante Hospizdienste (pflegende) Angehörige bei der Sterbebegleitung. Diese beraten in palliativ-pflegerischen Fragen und bieten regelmäßige Besuche, Nachtwachen und Gespräche mit den Angehörigen und den sterbenden Pflegebedürftigen an. Die Unterstützung erfolgt durch ehrenamtliche Mitarbeiter, die durch hauptamtliche Mitarbeiter begleitet und koordiniert werden. Bei Bedarf erfolgt die Begleitung für Sterbende auch in stationären Hospizen, Pflegeheimen und Krankenhäusern. Hinterbliebene Angehörige werden auf Wunsch nach dem Tod in ihrer Trauer begleitet (z.B. Trauerberatung, Trauergruppen). Zu Angeboten vor Ort berät die Hospiz- und Palliativberatung (vgl. Kapitel 8.1.6).

8.3 Unterstützung außer Haus

8.3.1 Betreuungsgruppen

Betreuungsgruppen sind Betreuungsangebote für Menschen mit Demenz, die mindestens einmal die Woche für einige Stunden von unterschiedlichen Anbietern wie Pflegeheimen, Kirchengemeinden oder Seniorenbegegnungsstätten angeboten werden. Die Angebote sind auf die Fähigkeiten der Teilnehmenden zugeschnitten und bieten soziale Kontakte, Anregungen zum Wohlfühlen und zum Erhalt von Fähigkeiten (z.B. spielerische Aktivitäten mit Musik und Bewegung). Manche Gruppen bieten Unternehmungen außerhalb der Einrichtung an (z.B. Ausflugsgruppen, Kunst- und Kultur-Gruppen). Teilweise umfasst das Betreuungsangebot einen Fahrdienst, der die Teilnehmenden von zu Hause abholt und wieder zurückbringt.

Bei anerkannten Anbietern können die Teilnahmekosten für die Betreuungsgruppen bis zu einem festgelegten Höchstbetrag von der Pflegekasse erstattet werden.

8.3.2 Tages- und Nachtpflege

Bei der Tagespflege wird der Pflegebedürftige tagsüber außer Haus betreut, wobei der Lebensmittelpunkt weiterhin in der eigenen Häuslichkeit bleibt. Diese Form der teilstationären Betreuung ist für viele pflegende Angehörige ein wichtiger Baustein zur Stabilisierung der häuslichen Pflege und eigenen Entlastung.

Die Tagespflege wird in der Regel von Pflegeheimen angeboten. Sie gewährleistet eine fachgerechte Pflege und Betreuung der Pflegebedürftigen, fördert Alltagsaktivitäten, geistige Fähigkeiten und soziale Kontakte.

Die Tagespflege richtet sich an Menschen mit Pflege- und Betreuungsbedarf oder Demenz, die transport- und gruppenfähig sind. Die Tagespflege wird meist von montags bis freitags (teilweise auch am Wochenende) angeboten und kann durchgehend oder nur tageweise in Anspruch genommen werden. Viele Einrichtungen bieten einen eigenen Fahrdienst vom Wohnort zur Einrichtung an.

In einigen wenigen Einrichtungen gibt es die zusätzliche Möglichkeit der Nachtpflege, die in der Regel die Betreuung und Pflege der Gäste vom Abendessen bis zum Frühstück umfasst. Solche Angebote richten sich vor allem an Menschen mit Demenz mit einem gestörten Tag-Nacht-Rhythmus oder Weglauftendenz.

Die Kosten, die für die Pflege und den Transport anfallen, werden abhängig vom zustehenden Höchstbetrag von der Pflegeversicherung teilweise oder vollständig bezahlt. Der Höchstbetrag ist abhängig vom Pflegegrad des Pflegebedürftigen. Kosten für Unterkunft und Verpflegung sowie gesondert abrechenbare Investitionskosten müssen dagegen privat getragen werden.

8.3.3 Kurzzeitpflege

Sollte die Versorgung und Pflege in der eigenen Wohnung zeitweise nicht möglich sein (z. B. wegen Krankheit oder beruflicher Verpflichtungen des pflegenden Angehörigen oder als Übergangslösung nach einem Krankenhausaufenthalt), bietet die Kurzzeitpflege eine stationäre Betreuung und Pflege rund um die Uhr an. Für viele pflegende Angehörige ist die Kurzzeitpflege die einzige Möglichkeit, in den Urlaub zu fahren oder sich eine Auszeit zu nehmen. Kurzzeitpflegeplätze werden von den meisten Pflegeheimen angeboten.

Über die Voraussetzungen und die maximal mögliche Kostenübernahme informiert die Pflegeberatung (vgl. Kapitel 8.1.1) oder die Pflegekasse des Pflegebedürftigen. Kosten für Unterkunft und Verpflegung sowie gesondert berechenbare Investitionskosten müssen privat getragen werden. Sollte der Eigenanteil nicht selbst bezahlt werden können, informiert das örtliche Sozialamt über Möglichkeiten der Kostenübernahme.

8.3.4 Service-Wohnen und betreutes Wohnen

Diese Wohnformen richten sich vor allem an Menschen, die noch selbstständig allein leben können, sich aber eine altersgerechte Wohnumgebung mit optionalen Dienstleistungen wünschen (z. B. Mittagstisch, gemeinsame Veranstaltungen und Freizeitaktivitäten, hauswirtschaftliche Dienste). Für Menschen mit Pflegebedarf ist bei der Auswahl einer solchen Wohnform der einfache Zugang zu den aktuell und voraussichtlich zukünftig benötigten Pflege- und Betreuungsleistungen zu beachten (z. B. durch eine enge Anbindung an eine Pflegeeinrichtung, ambulante 24-Stunden-Pflege oder Tagespflege).

8.3.5 Vollstationäre Pflege (Pflegeheim, Pflege-Wohngemeinschaft)

Pflegeheime bieten eine professionelle 24-Stunden-Versorgung, die die Befriedigung grundlegender Bedürfnisse der Bewohner sicherstellt. Sie müssen hierfür gesetzliche Mindestanforderungen an Ausstattung und Fachpersonal erfüllen, die von der Heimaufsicht kontrolliert werden.

Manche Pflegeheime bieten spezielle Wohnbereiche oder Konzepte für bestimmte Zielgruppen bzw. Bewohner mit bestimmten Erkrankungen an (z. B. Demenz, junge Pflegebedürftige).

Kosten für die Unterkunft (überwiegend Einzelzimmer) und Verpflegung sowie Investitionen müssen privat getragen werden. Die Pflegekasse übernimmt abhängig vom Pflegegrad einen Teil der Pflegekosten. Sollte der Eigenanteil aus eigenen Einkünften und Vermögen nicht selbst bezahlt werden können, informiert das örtliche Sozialamt über Möglichkeiten und Voraussetzungen einer Kostenübernahme.

Hinweis

Allgemeine Informationen und Checklisten zur Auswahl eines Pflegeheims sind zu finden auf der Internetseite der Verbraucherzentrale (www.verbraucherzentrale.de, Suchbegriff „Pflegeheim“).

Adressen der nächstgelegenen Pflegeheime sind zu finden unter https://www.aok.de/pk/pflegenavigator.

Andere Wohnformen für Menschen mit Pflegebedarf. Neben Pflegeheimen gibt es vor Ort zum Teil auch Wohngemeinschaften für Menschen mit Pflegebedarf, Behinderung oder Demenz. In solchen Wohngemeinschaften mit meist 6 bis 12 Bewohnern wird eine möglichst familienähnliche Alltagsgestaltung angestrebt, bei der individuelle und kulturelle Vorlieben und Gewohnheiten besser berücksichtigt werden können. Die Wohngemeinschaften sind entweder selbst organisiert oder an einen Träger angegliedert. Selbstorganisierte Wohngemeinschaften bieten in der Regel mehr Gestaltungsspielraum, erfordern auf der anderen Seite aber ein hohes Maß an Engagement und Zusammenarbeit aller Beteiligten.

8.3.6 Hospiz- und Palliativversorgung

Schwerstkranke Menschen, die sich in ihren letzten Lebenstagen oder -wochen befinden und nicht mehr zu Hause versorgt werden können oder möchten, können zum Sterben in ein stationäres Hospiz ziehen. Hospize sind eigenständige Einrichtungen mit geschulten hauptamtlichen und ehrenamtlichen Mitarbeitern, deren Ziel es ist, die Bewohner bestmöglich psychologisch, pflegerisch und medizinisch in einer wohnlichen Umgebung zu betreuen. Hospize unterstützen gleichfalls die Angehörigen in ihrem Abschied und ihrer Trauer.

Krankenhäuser verfügen mittlerweile vielfach über Palliativstationen, die auf die Bedürfnisse von schwerstkranken Menschen in der letzten Lebensphase spezialisiert sind.

Hinweis

Zu stationären Hospizen in der Region berät die Hospiz- und Palliativberatung (§ 39b SGB V; vgl. Kapitel 8.1.6). Einen Wegweiser in unterschiedlichen Sprachen zur Hospiz- und Palliativversorgung mit Adressen ist zu finden unter www.wegweiser-hospiz-palliativmedizin.de.

8.4 Pflege und Beruf

Berufstätigen Personen stehen bestimmte Rechte und in begrenztem Umfang Leistungen zur Vereinbarkeit von Pflege und Beruf zu. Hierzu zählen das *Pflegeunterstützungsgeld*, die *Pflegezeit* und die *Familienpflegezeit*. Diese Hilfen betreffen Lohnersatzleistungen (max. 10 Arbeitstage Pflegeunterstützungsgeld), falls dringend Hilfe für einen unerwartet pflegebedürftigen nahen Angehörigen organisiert werden muss, sowie eine teilweise oder vollständige Freistellung (maximal sechs Monate Pflegezeit) bzw. Reduktion der Arbeitszeit (maximal 24 Monate Familienpflegezeit) ohne Lohnersatzleistungen. Personen, die einen nahen Angehörigen ohne Pflegegrad in der letzten Lebensphase begleiten, haben ebenfalls einen Anspruch auf eine dreimonatige vollständige oder teilweise Freistellung. Ein solcher Rechtsanspruch gegenüber Arbeitgebern besteht jedoch nur bei Betrieben mit mehr als 15 Beschäftigten (Pflegezeit) bzw. 25 Beschäftigten (Familienpflegezeit). Für die Absicherung des Lebensunterhalts gewährt der Bund für diese Zeit gegebenenfalls ein Darlehen. Unter bestimmten Bedingungen übernimmt die Pflegeversicherung der zu pflegenden Person Beiträge in die Sozialversicherungen für die pflegenden Angehörigen. Pflegepersonen, die einen nahestehenden Menschen in seiner häuslichen Umgebung pflegen, sind beitragsfrei gesetzlich unfallversichert.

Alle Leistungen und Freistellungen müssen vorab beantragt oder angezeigt werden. Nähere Informationen und Beratung zu Voraussetzungen, Rechten, Fristen und Leistungen siehe Kapitel 8.1.

Hinweis

Aktuelle Informationen zur Vereinbarkeit von Familie, Pflege und Beruf sowie Musterformulare und -anträge (Stichwort: „Musterformulare“) sind zu finden unter www.wege-zur-pflege.de. Informationen zur Unfallversicherung von pflegenden Angehörigen finden Sie unter https://www.dguv.de/de/versicherung/versicherte_personen/andere-gruende/pflegepersonen/index.jsp.

8.5 Krankheits- und Pflegewissen

Informationen zur Pflege werden bei den Beratungsbesuchen sowie in Pflegekursen und individuellen Pflegeschulungen vermittelt (vgl. Kapitel 8.1.2 und 8.1.3). Pflegekassen bieten zum Teil eigene Online-Informationen oder spezielle Online-Kurse an.

Ein Verständnis der Erkrankung des Pflegebedürftigen hilft sowohl bei der Pflege als auch bei der Einordnung von Symptomen und krankheitsbedingten Verhaltensweisen. Bei krankheitsspezifischen Fragen sollte der Haus- oder Facharzt angesprochen werden. Diese geben auch Auskunft zu möglichen Angeboten der Prävention und Rehabilitation, die dabei helfen können, die Mobilität und Selbstständigkeit der gepflegten Person möglichst lange zu erhalten oder zu verbessern.

Hinweis

Informationen zu zahlreichen Erkrankungen sind zu finden auf der Internetseite des Instituts für Qualität und Wirtschaftlichkeit im Gesundheitswesen: www.gesundheitsinformation.de.

Umfangreiche Informationen rund um das Thema Demenz sind über die Internetseite der Deutschen Alzheimer Gesellschaft e.V. Selbsthilfe Demenz unter www.deutsche-alzheimer.de oder dem Demenz Podcast (www.demenz-podcast.de) erhältlich. Mehrsprachige Informationen zum Thema „Demenz" finden Sie auf der Seite www.demenz-und-migration.de.

8.6 Vollmachten

Mit einer Vollmacht wird ein Stellvertreter ernannt, der für einen definierten Bereich Entscheidungen treffen oder Dinge für den Vollmachtgeber tun kann. Vollmachten werden vor allem in solchen Situationen relevant, wenn keine eigenen Entscheidungen mehr getroffen oder Geschäfte getätigt werden können (z.B. aufgrund einer Erkrankung oder eines Unfalls). Es ist deshalb sinnvoll, sich bereits frühzeitig über solche Fragen Gedanken zu machen und entsprechende Festlegungen zu treffen.

Vollmachten können formlos oder notariell beglaubigt erteilt werden. Insbesondere für weitreichende Vollmachten oder Vollmachten, die für Behörden und Institutionen benötigt werden, ist eine notarielle Vollmacht empfehlenswert. Diese vereinfacht die Durchsetzung der Interessen des Vollmachtgebers. Für verschiedene Bereiche oder Aufgaben können gegebenenfalls unterschiedliche Personen bevollmächtigt werden.

Dies sind die wichtigsten Vollmachten im Kontext Pflege:

- Mit der *Vorsorgevollmacht* werden eine einzelne oder mehrere Personen festgelegt, denen die Verantwortung für bestimmte oder alle Aufgabenfelder (z. B. ärztliche und pflegerische Maßnahmen, Behördengänge, Vermögensgeschäfte) für den Fall übertragen wird, dass der Vollmachtgeber diese nicht mehr selbst erledigen kann. Aufgrund der weitreichenden Bedeutung sollten nur Personen bevollmächtigt werden, denen im übertragenen Aufgabenfeld uneingeschränkt vertraut wird. Der Vollmachtgeber muss zum Zeitpunkt der Vollmachterteilung geschäftsfähig sein.
- Mit einer *Patientenverfügung* werden Behandlungswünsche (z. B. zu lebenserhaltenden Maßnahmen) festgehalten für den Fall, dass diese nicht mehr selbst geäußert werden können. Eine Patientenverfügung gibt Bevollmächtigten oder Betreuern eine Orientierung bezüglich der Wünsche des Ausstellers und ist eine verbindliche Vorgabe für Ärzte und Pflegekräfte.
- Mit der *Betreuungsverfügung* kann im Voraus festgelegt werden, wer im Bedarfsfall die rechtlichen Angelegenheiten klären soll und wer nicht. Die ausstellende Person hat hierdurch die Möglichkeit, eine Person aus ihrem familiären oder privaten Umfeld auszuwählen, der sie diese Aufgabe anvertrauen möchte. Das Betreuungsgericht ist an diese Wahl gebunden, solange sie zum Wohle der ausstellenden Person ist. Die Betreuungsverfügung kann mit einer Vorsorgevollmacht kombiniert werden. Diese greift dann, wenn die Vorsorgevollmacht nicht umgesetzt werden kann.

Sofern die gepflegte Person diesbezüglich noch keine Vorsorge getroffen hat, ist es wichtig, dieses Thema zu besprechen und sich über die verschiedenen Möglichkeiten der Vorsorge beraten zu lassen (vgl. Kapitel 8.1.1 und 8.1.6). Bei Unsicherheiten kann die Hilfe der lokalen Betreuungsbehörde in Anspruch genommen werden.

Hinweis

Ausführliche schriftliche Informationen, Formulare und Textbausteine zum Thema Patientenverfügung, Vorsorgevollmacht und Betreuungsverfügung sind zu finden auf der Seite des Bundesministeriums der Justiz: www.bmj.de (Stichwort: „Vorsorge und Betreuungsrecht"), eine Vorsorgevollmacht oder Patientenverfügung kann auch online auf der Seite der Verbraucherzentrale unter www.verbraucherzentrale.de (Stichwort: „Online-Vorsorgevollmacht") erstellt werden.

Anhang

Zitierte Literatur

Kaluza, G. (2015). *Stressbewältigung: Trainingsmanual zur psychologischen Gesundheitsförderung*. Berlin: Springer. https://doi.org/10.1007/978-3-662-44016-2

Wilz, G. & Geßner, S. (2024). Musik als Medizin? *CAREkonkret, 21,* 8.

Wilz, G., Schinköthe, D. & Kalytta, T. (2015). *Therapeutische Unterstützung für pflegende Angehörige von Menschen mit Demenz. Das Tele.TAnDem-Behandlungsprogramm.* Göttingen: Hogrefe.

Tschainer-Zangl, S. (2019). *Demenz ohne Stress.* Weinheim: Beltz.

Weiterführende Literatur

Deutsche Alzheimer Gesellschaft e. V. (ohne Jahr). *Leben mit Demenzerkrankten. Hilfen für schwierige Verhaltensweisen und Situationen im Alltag.* Verfügbar unter: https://shop.deutsche-alzheimer.de/broschueren/33/leben-mit-demenzerkrankten

Wilz, G. & Pfeiffer, K. (2019). *Pflegende Angehörige.* (Fortschritte der Psychotherapie). Göttingen: Hogrefe. https://doi.org/10.1026/02735-000

Wilz, G., Schinköthe, D. & Kalytta, T. (2015). *Therapeutische Unterstützung für pflegende Angehörige von Menschen mit Demenz. Das Tele.TAnDem-Behandlungsprogramm.* Göttingen: Hogrefe. (Auch in englischer Sprache erhältlich.)

Hilfsangebote

- Die *Deutsche Alzheimer Gesellschaft e. V.* bietet Beratungsmöglichkeiten per Telefon und per E-Mail (https://www.deutsche-alzheimer.de). Das Alzheimer-Telefon ist ein bundesweites Beratungsangebot für Menschen mit Demenz und deren Angehörige (030 259 37 95 14).
- Der *Familiencoach Pflege* des AOK-Bundesverbandes ist ein kostenfreies Online-Angebot und bietet umfassende Informationen für pflegende Angehörige wie beispielsweise Filme, Interviews, konkrete Übungen oder Anleitungen (https://pflege.aok.de).